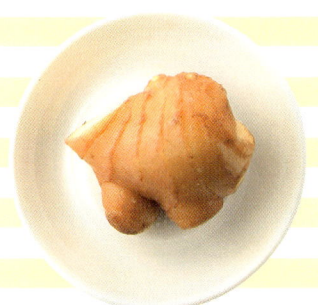

しょうが Life

カラダを温める しょうが recipe

ベターホーム出版局

しょうがで始めましょう健康Life

冷えに悩む若い女性を
中心に人気のしょうが。古くから、
健胃作用や咳(せき)をしずめる働きは
知られていましたが、今は「体を温める」
働きに注目が集まっています。

❀ カラダを温めるしょうがの力

　薬味のしょうがをたくさん食べると、辛味が口の中に広がると同時に、体が温かくなってじんわりと汗が出てきますね。これは、しょうがを食べることで、体の末端の血管が広がって、血液の流れがよくなるからです。

■ おだやかで長もちする温め力

　血流がよくなって、ほかほかと体が温まった状態は、しょうがを食べてから約3時間も続くといわれます。私たちの体を内側から温めてくれる、しょうがの温め力。その特徴は、おだやかで、そして長もちすることです。温め力の元はというと、しょうがの、おもに辛味の成分と香りの成分にあります。中でも、ジンゲロールやショウガオールという辛味成分に、体を温める働きが強いことがわかっています。

■ たくさんあるしょうがの力

- 血のめぐりをよくする・体を温める
- ダイエット効果 メタボ予防
- 免疫力を高める
- 食欲増進 健胃作用

■ 加熱することで、温め力アップ

　ジンゲロールは、生のしょうがに含まれる辛味の成分で、特に皮の近くに多くあります。しょうがを加熱すると、ジンゲロールの多くはショウガオールに変化します。そして、ショウガオールのほうが、体を温める働きはより強くなります。つまり、しょうがの温め力を有効に使うには、しょうがはなるべく皮ごと使い、さらに、加熱したほうがよいということになります。風邪のときは、皮つきしょうがで作った温かいしょうが湯がおすすめというわけですね。

　このように、しょうがの体を温める力には、冷えの予防や改善への効果が期待できます。しょうがのほか、とうがらしのカプサイシンやにんにくのアリシンという成分にも、体を温める働きはあります。ただ、とうがらしもにんにくも、そうしょっちゅうは食べられません。それらに比べて、しょうがの香りや辛味はおだやかで、食べやすい。そんなことからも、しょうがは、冷え対策におすすめの食材といえます。

❁ しょうがの効果いろいろ。ダイエットに、免疫力アップに

　血のめぐりがよくなると、体が温かくなるばかりではありません。血液中の老廃物がスムーズに除かれるために、美肌や老化防止にもつながります。血圧が正常になる、動脈硬化や血栓を防ぐなどの効果も期待できます。

　食生活にしょうがをとり入れることで、健康によい効果は、ほかにもあります。

■ ダイエット効果

　生のしょうがに多いジンゲロールやジンゲロンという成分には、体の新陳代謝をよ

くする働きがあります。基礎代謝を上げ、体の中の脂肪を燃焼させて熱を生み出すのです。しょうがにダイエット（メタボ予防）効果がある、とうたわれるのはこの働きのためです。

■ 免疫を高める効果

　アメリカ国立がん研究所が発表した「がん予防の可能性のある食品（デザイナーフーズ）」では、最高ランクにしょうがが入っています。ジンゲロールやショウガオールに、活性酸素を抑える働き＝抗酸化作用があるためです。体をサビつかせ、がんや老化の原因になる活性酸素を抑えて、免疫力を高める働きが、しょうがにはあります。

■ 食欲増進効果

　私たちが実感できるのは、食欲を増進させる効果でしょう。しょうがの辛味成分や香りの成分は、胃液の分泌を促して消化をよくし、腸の働きを整え、肝臓の動きを助けます。漢方薬には今でもその半数以上にしょうがが入っています。しょうがを生薬と合わせることで、体の代謝がよくなって胃腸の働きが活発になり、生薬の薬効成分の吸収がぐんと高まるためです。

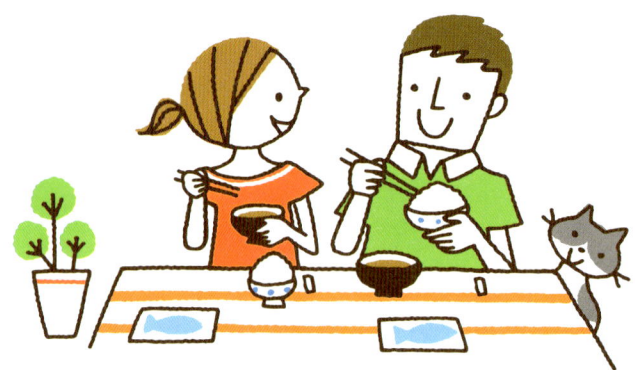

❁ 料理に役立つしょうがの力

　しょうがは、どんな食材や料理にもなじみやすいのが特長です。和洋中を問わずいろいろな料理に使え、おかずばかりではなく、ごはんや汁ものにも使えます。飲みものやおやつにも気軽に使っていきましょう。

■ 消臭・殺菌効果

　この本では、しょうがを肉や魚の下味に使ったり、一緒に加熱調理したり

するレシピをたくさん載せています。しょうがの香りや辛味成分がもつ消臭効果で、魚肉の生ぐさみが消えておいしくなるからです。刺し身の薬味、すしのガリには、味ばかりではなく、しょうがの殺菌効果も期待できます。

■ **たんぱく質分解酵素**

下ごしらえで肉にしょうがをまぶすことで、肉はやわらかくなります。これは、しょうがに、たんぱく質分解酵素があるからです。この酵素を利用して、牛乳を固めることもできます（しょうがプリンp.116）。調理＝科学ということを考えながら料理をすると、より楽しく続けられます。

しょうがには1日にとってよい上限量といったものはありません。おいしくて体によいとあれば、たくさんしょうがを食べたいところですが、健康効果をあせって、むちゃくちゃな量をとるのは、おすすめできません。食べ過ぎれば、胃もたれや腹痛になることも。自分の体質や体調に合わせて、おいしいと思える範囲の量をとりましょう。食生活の中にしょうがを上手にとり入れて、続けるうちに、しょうがの力がだんだんと効いてくるはずです。そして、冷えないように、体が温まるようにと心がけることが大切です。

なお、冷え対策についてはp.120〜の「カラダを温める暮らしのポイント」をごらんください。

しょうがのいろいろ

しょうがは育つ過程で、いくつかの種類が市場に出回ります。このうち、体を温める力などの効能がもっとも高いのは、ひねしょうがです。

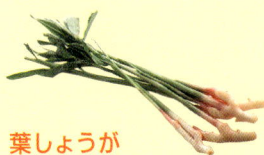

葉しょうが

新しょうがが育ちはじめるころに葉つきで出荷される。谷中しょうががポピュラーな品種。みそをつけて食べたり、ぬか漬けや甘酢漬けにする。色素成分アントシアニンが酢に反応すると赤くなる。

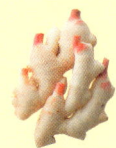

新しょうが

植えつけた種しょうがから分岐して育ち、7月ごろを中心に収穫されて、すぐに出荷される新鮮なしょうが。白くてみずみずしく、やわらかい。辛味はさわやか。甘酢漬け（→p.92）や、炊きこみごはん、天ぷらにおすすめ。

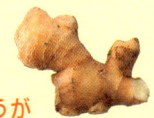

ひねしょうが

秋に収穫後、貯蔵して2か月ほどおくと皮があめ色になり、これが周年出荷される。身は黄色っぽくてかたく、繊維質。辛味が強いため、薬味や香辛料として使うには最適。一般的に「しょうが」と呼ぶときは、ひねしょうがをさす。

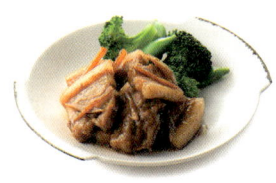

CONTENTS

朝しょうが・昼しょうが 夜しょうが

秋の食卓
- 朝 はちみつしょうがトースト……10
- 昼 えびあんかけごはん……11
- 夜 豚肉のしょうが焼き……12
- 朝 紅しょうが入り卵焼き／しょうが納豆……14
- 昼 とり南蛮そば……15
- 夜 さんまのピリ辛焼き……16

冬の食卓
- 朝 かぶとしょうがのおかゆ……18
- 昼 照り焼きチキンベーグルサンド……19
- 夜 ワンタンのしょうが鍋……20
- 朝 温野菜のしょうがドレッシング……22
- 昼 釜玉うどん……23
- 夜 刻みしょうがとチキンのカレー……24

春の食卓
- 朝 バナナのしょうがソテー……26
- 昼 にらとしょうがのチヂミ……27
- 夜 白身魚のけんちん蒸し／春野菜のしょうがみそかけ……28
- 朝 春キャベツと油揚げのみそ汁……30
- 昼 しょうがごはんのおにぎり……31
- 夜 赤ワインの煮こみハンバーグ／コンソメしょうが風味……32

夏の食卓
- 朝 なすときゅうりの香味漬け……34
- 昼 黒ジャージャーめん……35
- 夜 あじ丼……36
- 朝 黒糖しょうがフレンチトースト……38
- 昼 温つゆそうめん……39
- 夜 谷中しょうがの肉巻き……40

しょうがが おいしい！料理

- ラムソテー しょうがとワインのソース……44
- ヒレ肉のポットロースト しょうが風味……46
- 豚肉のアップルジンジャーソテー……47
- 牛肉とだいこんの和風だしカレー……48
- とりレバーのしょうが煮……50
- 豚のミニ角煮……51
- しょうが牛丼……52
- 韓流とりじゃが……53
- しょうがたっぷり油淋鶏（ユーリンチー）……54
- 塩つくね……55
- かきのオイスターソース煮……56
- 甘塩鮭（さけ）の南蛮あえ……57
- えびと夏野菜の焼きサラダ……58
- 白身魚のココナッツ煮……60
- かれいの生姜（しょうが）煮つけ……61
- いかと空芯菜（くうしんさい）のいためもの……62
- あったかぶりだいこん……63
- かじきの辛味焼き……64
- フレッシュ生春巻き……66
- 白身魚と長いものホワイトグラタン……67
- なすの煮びたし……68
- コリコリ野菜のしょうがあえ……69
- 栃尾揚げのねぎしょうが焼き（とちお）……70
- くずしどうふのピリリ……71
- しょうが天……72
- あったか生姜おろしもち……73
- しょうがごはん……74
- 桜えびのしょうがパスタ……76
- 豚しょうが焼きそば……77
- かんたん薬膳スープ……78
- しょうがの豚汁……80
- 具だくさんはるさめスープ……81

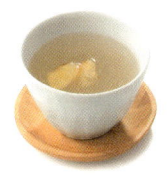

しょうがの手づくり

ごはんの友
生姜の佃煮 …… 84
自家製生姜なめたけ …… 86
生姜じゃこふりかけ／
生姜おかかふりかけ …… 88
生姜きんぴら／牛肉の時雨煮 …… 90
しょうがの甘酢漬け …… 92
しょうがの赤梅酢漬け …… 93
しょうがラー油 …… 94

飲みもの・ジャム
ジンジャーチャイ …… 96
しょうがココア …… 97
ジンジャーワイン …… 98
しょうが焼酎 …… 99
ドライしょうが …… 100
ジンジャーシロップ …… 102
しょうがジャム／黒糖しょうがジャム／
しょうがのコンフィチュール …… 104

おやつ
ジンジャーパウンドケーキ …… 106
ジンジャークッキー …… 108
黒糖しょうがのソフトクッキー …… 110
しょうが黒糖蒸しパン …… 112
りんご入りしょうが寒天 …… 114
しょうがプリン …… 116
豆腐花(トウファ) …… 117
黒糖しょうがのかたくり粉もち …… 118
しょうが糖 …… 119

❀ しょうがで冷えとり
しょうがで始めましょう 健康Life …… 2
カラダを温める暮らしのポイント …… 120

❀ ちょっと便利
しょうがのはちみつ漬け …… 10
しょうがの酢じょうゆ漬け …… 20
しょうがのくず湯 …… 22
しょうがみそ …… 28
甘酒しょうが …… 36
しょうがたっぷりねぎだれ …… 54
しょうがの黒酢漬け …… 55
しょうが紅茶 …… 111

❀ しょうがの勉強
しょうがの勉強1 使う前に …… 8
しょうがの勉強2 切る …… 42
しょうがの勉強3 保存 …… 82

この本の表記について

◆ **しょうがレベル**
★マークは「食べたときのしょうがの味わい度」を表します。作る際のめやすとしてご利用ください。なお、味わいには個人差があります。
★＝しょうがの風味がする　★★＝しょうががほどよく効いている　★★★＝しょうががしっかり効いている

◆ **計量**
大さじ1＝15ml　小さじ1＝5ml
カップ1＝200ml　ml＝cc

◆ **電子レンジ**
加熱時間は500Wのレンジのめやす。600Wなら約0.8倍の時間がめやすです。

◆ **砂糖**
上白糖、きび砂糖、黒砂糖を使っています。材料表の「砂糖」は上白糖かきび砂糖をさします。

◆ **スープの素・だし**
「固形スープの素」と顆粒の「スープの素」を使っています。チキン、ビーフなどはお好みで。「だし」はけずりかつおでとっただしを使っています。

しょうがの勉強1 ✿ **使う前に**

しょうがの分量のめやすは"1かけ"

レシピではふつう、しょうがは"1かけ"を基準に使います。1かけは親指の頭大で10g。大きさの見当がつくと、かたまりから切りとるときに迷いません。この本では、しょうがをたくさん使う料理が多いため、gの表記にしています。量が多いときは計量しましょう。

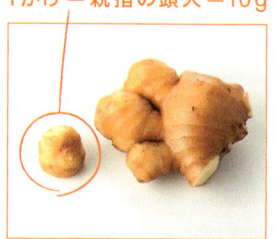

1かけ＝親指の頭大＝10g

1かけ＝10gは、このくらいの分量

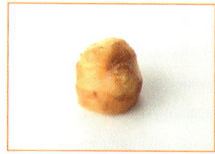 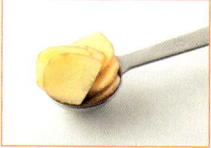 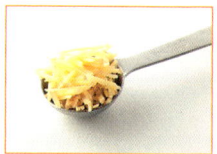
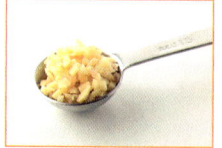 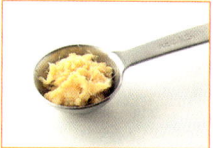 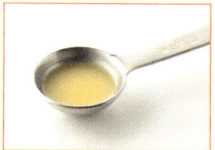

しょうがは切ったり、すりおろしたり、汁をしぼったりといろいろな形で使います。10g分を大さじに入れてみました。しょうが汁は小さじ1くらいとれます。

この本では、皮はむかずに使う

しょうがの辛味の成分や、揮発しやすい香りの成分は、皮の近くに特に多くあります。殺菌効果や、食欲増進、血行促進などの働きをより多く期待するには、皮はむかずに使います。よく洗って、汚れた部分だけをこそげます。

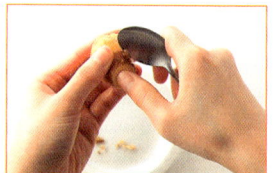

包丁の刃先やスプーンなどで、汚れた部分をこそげとる。

チューブ入りおろししょうがも使える？

生のしょうがに比べると味や香りはやや劣りますが、薬味や、しょうが紅茶（p.111）用に手軽に使えます。商品に含まれるしょうがの量は7〜9割くらい。

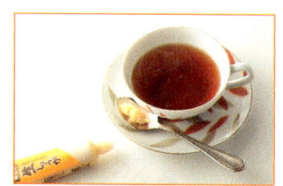

1〜2cmの長さで小さじ1/4

しょうがLife

朝しょうが
昼しょうが
夜しょうが

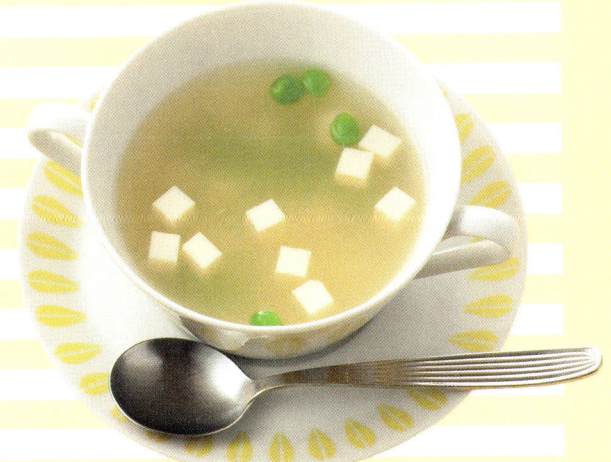

季節の献立例をご紹介します。
毎食しょうがを食べよう、というわけではありません。
生活や体調に合わせて、朝でも夜でも可能なときに
しょうがをとり入れてみませんか

秋の食卓

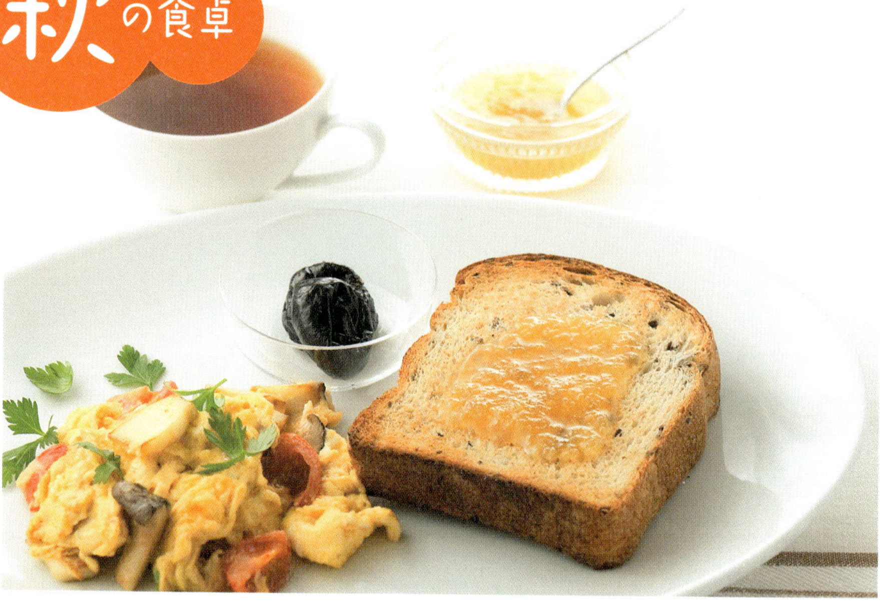

朝 しょうが

パン食には、電子レンジ1分で作れる、即席しょうがジャムがおすすめです。パンに、紅茶に、ヨーグルトにと使えます。

menu
はちみつしょうがトースト
きのこスクランブルエッグ／プルーン／紅茶

1食分のエネルギー1人分約339kcal

はちみつしょうがトースト　　しょうがレベル ★★☆

◆ **材料** 2人分（1人分198kcal）
胚芽食パン……2枚
［即席しょうがジャム］
（2人分×2回分）
はちみつ……大さじ4
しょうが（すりおろす）……20g

◆ **作り方**
❶器にはちみつとしょうがを合わせ、ラップをして電子レンジで約1分加熱する。
❷トーストしたパンにのせる。

● きのこスクランブルエッグ
2人分（1人分103kcal）
エリンギ1本（2cm長さの薄切り）、ミニトマト2個（4つ割り）をバター少々でいため、とき卵2個分を加えて混ぜる。塩・こしょう各少々をふり、半熟で皿にとる。イタリアンパセリ少々を散らす。

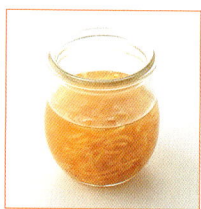

しょうがの はちみつ漬け

はちみつ漬けも便利。はちみつ100gに、しょうが20g（せん切り・水気をよくとる）を漬けるだけ。（冷蔵で約1か月保存可能）また、手づくりしょうがジャムも美味です（→p.104）。

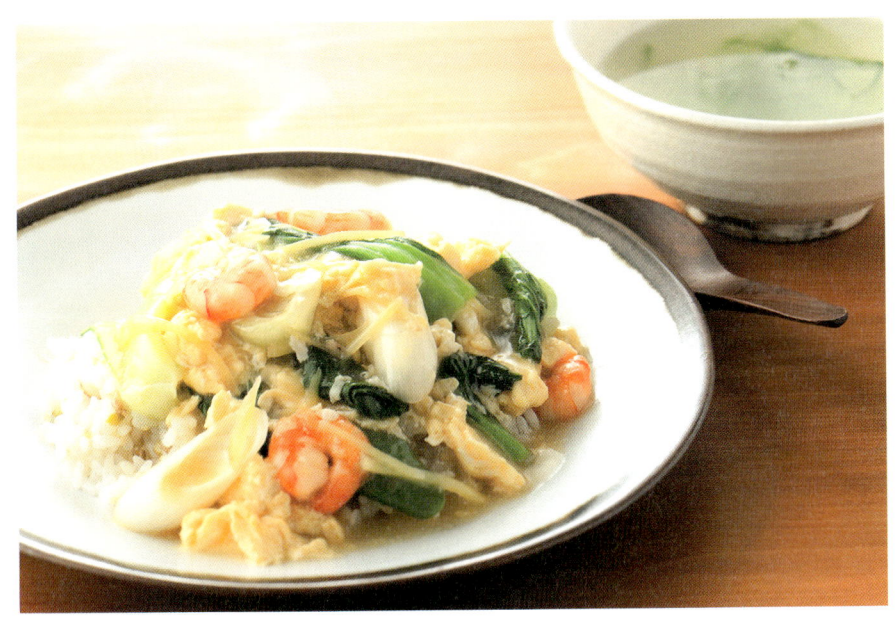

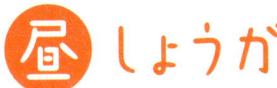 しょうが

ありあわせの肉や野菜でも作れます。しょうがといためてあんかけに。味よし、栄養バランスもよし。

menu
えびあんかけごはん
ねぎ入りスープ
1食分のエネルギー1人分約404kcal

えびあんかけごはん

しょうがレベル ★☆☆

◆**材料** 2人分(1人分398kcal)
温かいごはん……300g
[しょうがあん]
むきえび……50g
チンゲンサイ……1株(100g)
ねぎ……1/3本
しょうが(細切り)……10g
卵……1個
ごま油……大さじ1

A | 水……200ml
　 | スープの素……小さじ1/2
　 | しょうゆ……小さじ1
　 | かたくり粉……小さじ2

◆**作り方**
❶Aは合わせる。
❷チンゲンサイは3cm長さに、ねぎは斜め切りにする。
❸ボールに卵をほぐし、塩・こしょう各少々(材料外)を混ぜる。フライパンにごま油大さじ1/2を熱し、やわらかめのいり卵を作り、ボールにもどす。
❹ごま油大さじ1/2をたして、しょうが、えび、②を順に加えていためる。Aを混ぜてから加える。とろみがついたら、卵をもどす。ごはんにかける。

夜 しょうが

人気の定番おかず。しょうがをたっぷり使ったたれが食欲をそそります。しょうがには、肉をやわらかくし、消化を助ける酵素があります。

menu
豚肉のしょうが焼き
長いもの甘酢あえ
なめこととうふのみそ汁
玄米ごはん

1食分のエネルギー1人分約684kcal

豚肉のしょうが焼き　　　しょうがレベル ★★☆

◆材料 2人分(1人分330kcal)
豚しょうが焼き用肉……200g
サラダ油……大さじ1/2
A｜しょうが……15g
　｜酒……大さじ2
　｜しょうゆ……大さじ2
　｜みりん……大さじ1/2
［つけ合わせ］
キャベツ……2枚(100g)
赤パプリカ……1/4個(40g)

◆作り方
❶しょうがはすりおろし、ボールにAを合わせてたれを作る。半量を肉にかけてまぶし、5分ほどおく。
❷キャベツはせん切りにし、水に放してパリッとさせる。パプリカは薄切りにする。
❸フライパンに油を熱し、肉をたれをこそげて入れる。中火で両面を焼く。残りのAを加えてからめる。

●長いもの甘酢あえ　　　2人分(1人分50kcal)
長いも150gは皮をむいてポリ袋に入れ、外からたたき、あらくつぶす。ここに、かいわれだいこん1/4パック(長さを半分に切る)と、酢大さじ1、砂糖小さじ1/2を加えてざっと混ぜる。

●なめこととうふのみそ汁　　　2人分(1人分56kcal)
だし300mlを温め、とうふ1/3丁(100g・1cm角切り)、なめこ50gを加えてひと煮立ちさせる。みそ大さじ1強を加える。

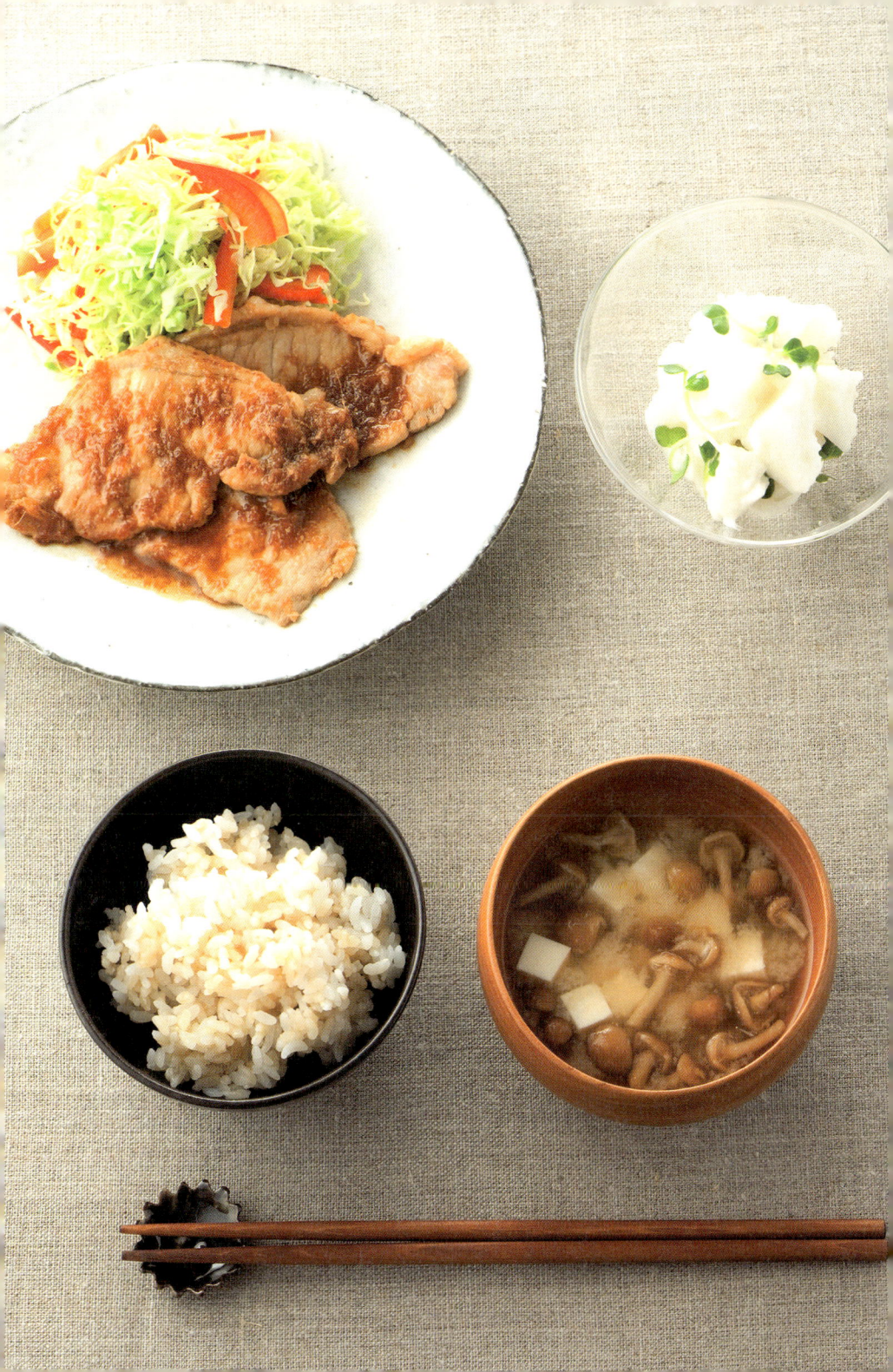

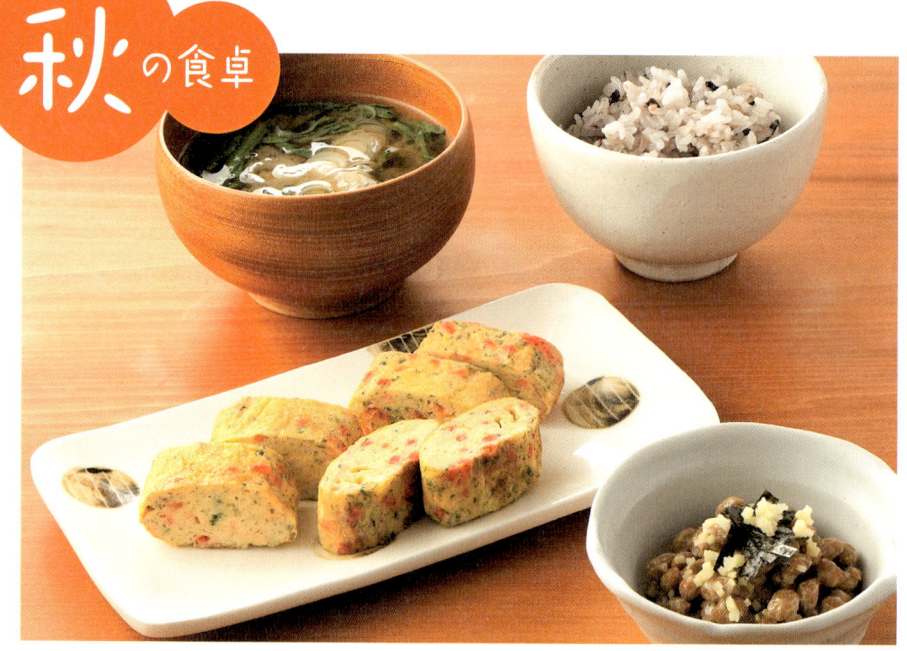

朝 しょうが

朝食やお弁当の定番、卵焼きには、味と彩りの紅しょうがをプラス。
納豆の薬味にもしょうががおいしいですよ。

menu
紅しょうが入り卵焼き／しょうが納豆
春菊とねぎのみそ汁／雑穀ごはん
1食分のエネルギー1人分約439kcal

紅しょうが入り卵焼き　　しょうがレベル ★☆☆

◆ 材料 2人分(1人分96kcal)
卵……2個
紅しょうが……10g
青のり……小さじ1/2
砂糖……小さじ2
酒……小さじ2

◆ 作り方
❶ 紅しょうがはみじん切りにする。卵をほぐし、材料全部を混ぜる。
❷ 卵焼き器にサラダ油少々(材料外)をひき、卵液を入れて焼く。

しょうが納豆　　しょうがレベル ★☆☆

◆ 材料 2人分(1人分62kcal)
納豆……小2パック
のり(細切り)……少々
しょうが(みじん切り)……5g

◆ 作り方
納豆に、のり、しょうがをのせる。しょうゆ(材料外)少々をかけ、混ぜて食べる。

昼 しょうが

温かいそばの薬味にも、しょうがを。
肉や天ぷらなどコクがある具には、なおさらよく合います。

menu
とり南蛮そば
さつまいもの甘煮／ほうじ茶

1食分のエネルギー1人分約626kcal

とり南蛮そば

しょうがレベル ★☆☆

◆ **材料** 2人分(1人分516kcal)
- そば …… 2人分
- とりもも肉 …… 100g
- まいたけ …… 1/2パック(50g)
- ねぎ …… 1本(100g)
- しょうが(すりおろす)…… 10g
- 七味とうがらし …… 少々

［つゆ］
- だし …… 600ml
- しょうゆ …… 大さじ2
- みりん …… 大さじ2
- 塩 …… 少々

◆ **作り方**
1. ねぎは4cm長さに切り、サラダ油少々(材料外)をひいたフライパンで焼きめをつける。
2. 肉はひと口大に切る。まいたけはほぐす。鍋につゆの材料を合わせ、肉を煮る。アクをとり、まいたけを加えて軽く煮る。
3. そばをゆでて器に入れ、②をそそぐ。ねぎとしょうがをのせて七味をふる。

● **さつまいもの甘煮**

2人分(1人分110kcal)
さつまいも150g(1cm厚さの輪切り)を水にさらしてから鍋に入れる。［水150ml、砂糖大さじ1・1/2、レモン汁小さじ1］を加え、落としぶたをして、弱めの中火で約15分煮る。

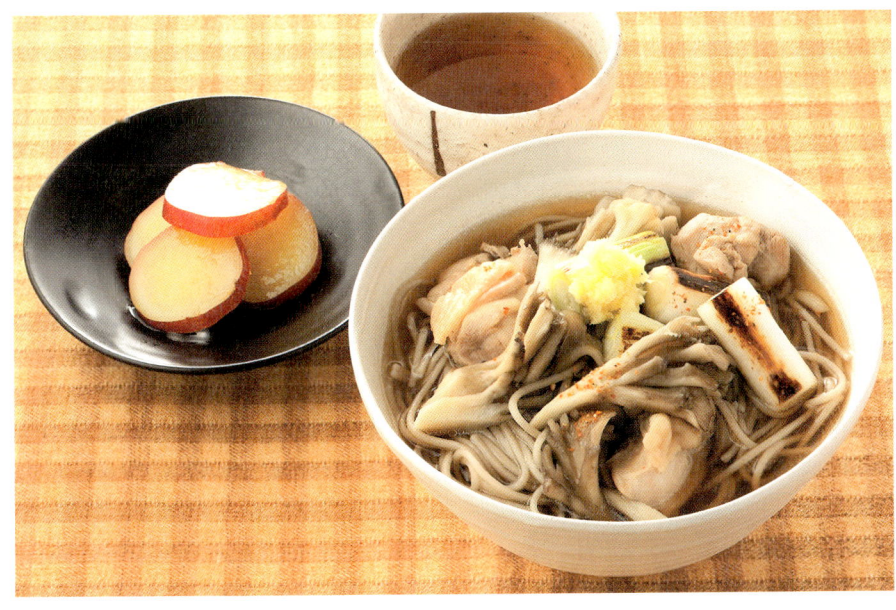

夜 しょうが

しょうがの香りの成分で、魚のくさみが消えます。
さんまなど青魚に含まれる不飽和脂肪酸には、コレステロール値を下げる、血液をサラサラにするなどの働きが。

menu
さんまのピリ辛焼き
ぜんまいとにんじんのナムル
にらとわかめのスープ
ごはん
1食分のエネルギー1人分約749kcal

さんまのピリ辛焼き

しょうがレベル ★★☆

◆材料 2人分(1人分452kcal)
さんま……2尾(300g)
塩……小さじ1/4
小麦粉……大さじ1/2
れんこん……100g
ねぎ……1/2本(50g)
えのきだけ……1/2袋(50g)
ごま油……大さじ1
A │ しょうが……10g
　 │ にんにく……小1片(5g)
B │ コチュジャン…大さじ1/2
　 │ 酒……大さじ1
　 │ 砂糖……小さじ1/4
　 │ しょうゆ……小さじ1

◆作り方
❶さんまは頭と内臓を除いて洗い、水気をふく。半分に切り、塩をふって10分おく。
❷れんこんは薄切り、ねぎは斜め薄切りにする。えのきだけは長さを半分に切る。
❸Aはみじん切りにする。Bは合わせる。
❹さんまをさっと洗って水気をふき、小麦粉をまぶす。
❺フライパンにごま油大さじ1/2を温め、れんこんを軽くいためてとり出す。ごま油大さじ1/2をたしてAをさっといため、さんまを加えて中火で焼く。焼き色がついたら裏返して弱火にし、ふたをして約2分焼く。
❻あいているところに、ねぎ、えのきだけ、れんこんを加えてさっといためる。Bをかけて鍋をゆすり、全体にからめる。

● ぜんまいとにんじんのナムル
2人分(1人分37kcal)
❶鍋にごま油小さじ1を入れ、水煮ぜんまい50g(4cm長さ)、にんじん30g(細切り)、にんにく3g(すりおろす)を、軽くいためる。
❷［水大さじ2、酒大さじ1/2、塩少々］を加え、ふたをして中火で約2分煮る。汁気をとばし、白いりごま小さじ1/2をふる。

● にらとわかめのスープ
2人分(1人分8kcal)
❶にら20gを5cm長さに切る。
❷鍋に［水400ml、スープの素小さじ1］をわかし、にらと、乾燥カットわかめ大さじ1/2を加えてさっと煮る。塩・こしょう各少々をふる。

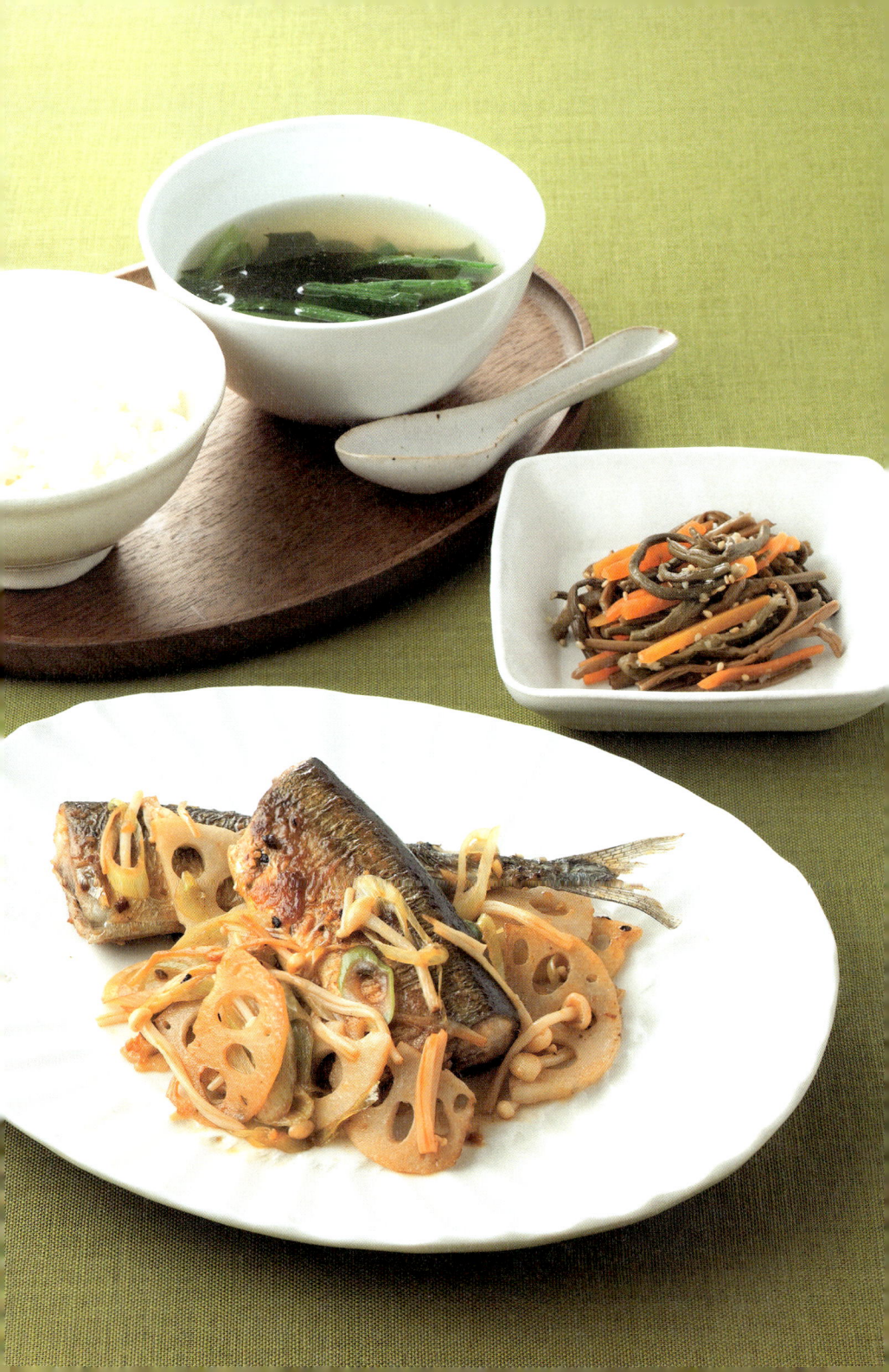

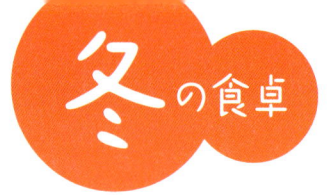
冬の食卓

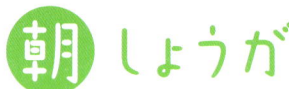
朝 しょうが

おかゆや雑炊にしょうがを入れてもおいしいですよ。
胃腸にやさしく、体も温まります。
おかゆの相棒には、ノンオイルのいり卵を。

menu
かぶとしょうがのおかゆ
こんぶの佃煮・小梅／ねぎ入りいり卵

1食分のエネルギー1人分約228kcal

かぶとしょうがのおかゆ

しょうがレベル ★★☆

◆ 材料 2人分(1人分137kcal)
ごはん……150g
水……500ml
かぶ……小1個(80g)
かぶの葉……20g
しょうが……10g
塩……小さじ1/6

◆ 作り方
❶ かぶはいちょう切り、しょうがはせん切りにする。
❷ 鍋に分量の水をわかす。ごはんを水洗いして入れ、①も加える。ふたをずらしてのせ、弱火で15〜20分煮る。塩で調味する。
❸ かぶの葉をさっとゆでて切り、器に盛ったおかゆにのせる。

● ねぎ入りいり卵

2人分(1人分84kcal)
❶ ねぎ5cm(あらみじん切り)、ちりめんじゃこ小さじ1を用意する。
❷ 小鍋に[卵2個、しょうゆ・砂糖各少々]を入れ、よく混ぜる。混ぜながら弱火にかけ、半熟になったら、①を加えてひと混ぜする。

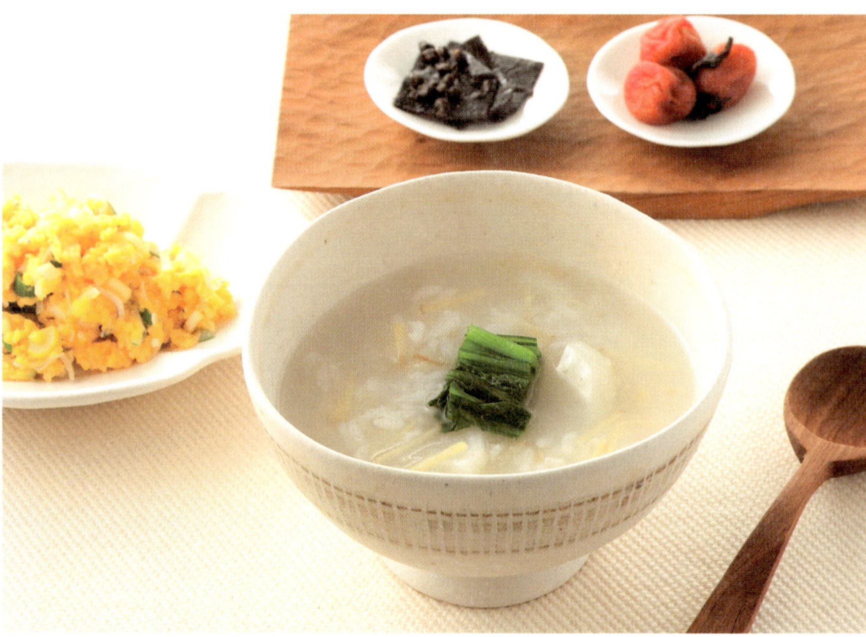

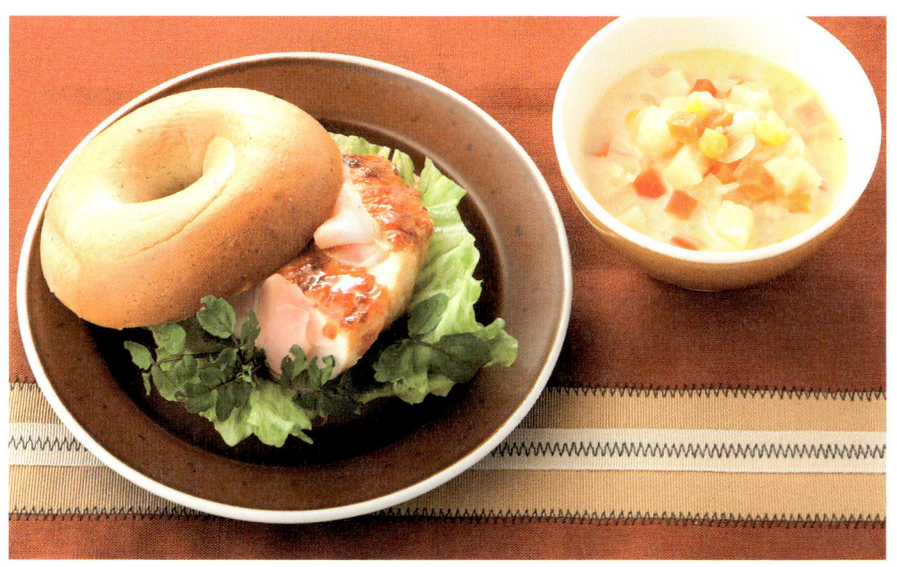

昼 しょうが

しょうが味の照り焼きチキンをサンド。しょうがの甘酢漬けをピクルスがわりに使います。野菜たっぷりのあったかスープと一緒に。

menu
照り焼きチキンベーグルサンド
野菜のミルクスープ
1食分のエネルギー1人分約551kcal

照り焼きチキンベーグルサンド　　　　　　　　　　　しょうがレベル ★☆☆

◆ 材料 2人分(1人分439kcal)
ベーグル……2個
バター……5g
しょうがの甘酢漬け(→p.92)
　…10g
野菜(レタス……2枚、クレソン
　……2本)
［照り焼きチキン］
とりむね肉……1枚(200g)
サラダ油……小さじ1

A｜しょうが(すりおろす)
　　……10g
　　塩・こしょう……各少々
B｜しょうが汁……大さじ1/2
　　はちみつ……大さじ1
　　しょうゆ……大さじ1
　　酒……大さじ1/2

◆ 作り方
❶ 肉の両面に A をまぶして10分おく。Bは合わせる。

❷ フライパンに油を温め、肉を皮側から強めの中火で焼く。焼き色がついたら裏返し、ふたをして弱火で約5分焼く。焼けたらBを加え、よくからめる。

❸ ベーグルは厚みを半分に切り、バターを塗る。肉は厚みをそぐように切り分けて、しょうがの甘酢漬け、野菜と一緒にパンにはさむ。

● 野菜のミルクスープ
　　　　2人分(1人分112kcal)
❶ たまねぎ・じゃがいも各50g、にんじん30gを1cm角に切る。

❷ 鍋にバター10gを溶かして①を軽くいため、［水300ml、スープの素小さじ1］を加えて、中火で約5分煮る。

❸ 野菜がやわらかくなったら、［コーン大さじ1、牛乳100ml、塩・こしょう各少々］を加え、ひと煮立ちしたら火を止める。

夜 しょうが

ワンタンの具にも、湯の中にも、つけだれにもしょうが！
フーフーしながら食べれば、体がほっかほかに。

menu
ワンタンのしょうが鍋
はるさめサラダ／ごはん
1食分のエネルギー1人分約733kcal

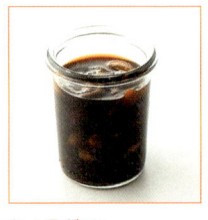

しょうがの酢じょうゆ漬け
作っておくと、つけだれやあえものに使えて便利。酢としょうゆを約50mlずつ合わせ、しょうが30g（薄切りか細切り）を漬けます。（冷蔵で約1か月保存可能）

ワンタンのしょうが鍋

しょうがレベル ★★☆

◆ **材料** 2人分（1人分307kcal）
ワンタンの皮……1袋（24枚）
しょうが（薄切り・ゆで湯用）
　……10g
［具］
豚ひき肉……100g
白菜……100g
にら……1/2束（50g）
ねぎ……1/3本（30g）
しょうが（すりおろす）……10g
A｜酒……小さじ1
　｜しょうゆ……小さじ1
　｜ごま油……小さじ1
　｜塩・こしょう……各少々
［つけだれ］
ぽん酢しょうゆ……適量
しょうが（せん切り）……10g
ラー油＊＊……適量
＊＊しょうがラー油（p.94）でも。

◆ **作り方**
❶白菜はみじん切りにし、塩小さじ1/4（材料外）をふって10分おき、水気をしぼる。にら、ねぎはみじん切りにする。
❷Aも含めて全部の具の材料をよく混ぜ、ワンタンの皮で包む＊。
❸つけだれを用意する。鍋に湯をたっぷりわかし、薄切りしょうがを加える。ワンタンをゆで、たれをつけて食べる。

＊包んだ生の状態で約1週間冷凍保存可能。くっつかないように、ラップを敷いたトレーに、間をあけて並べ、急冷してから密閉保存。

● はるさめサラダ
2人分（1人分174kcal）
❶はるさめ20gは表示どおりにゆで、食べやすく切る。きゅうり1本、ハム2枚は4cm長さの細切りにする。
❷ドレッシング［砂糖小さじ1、しょうゆ大さじ1/2、酢・ごま油各大さじ1］を合わせ、①をあえる。
❸くるみ10gをいってあらく切り、香菜（シャンツァイ）少々とともに散らす。

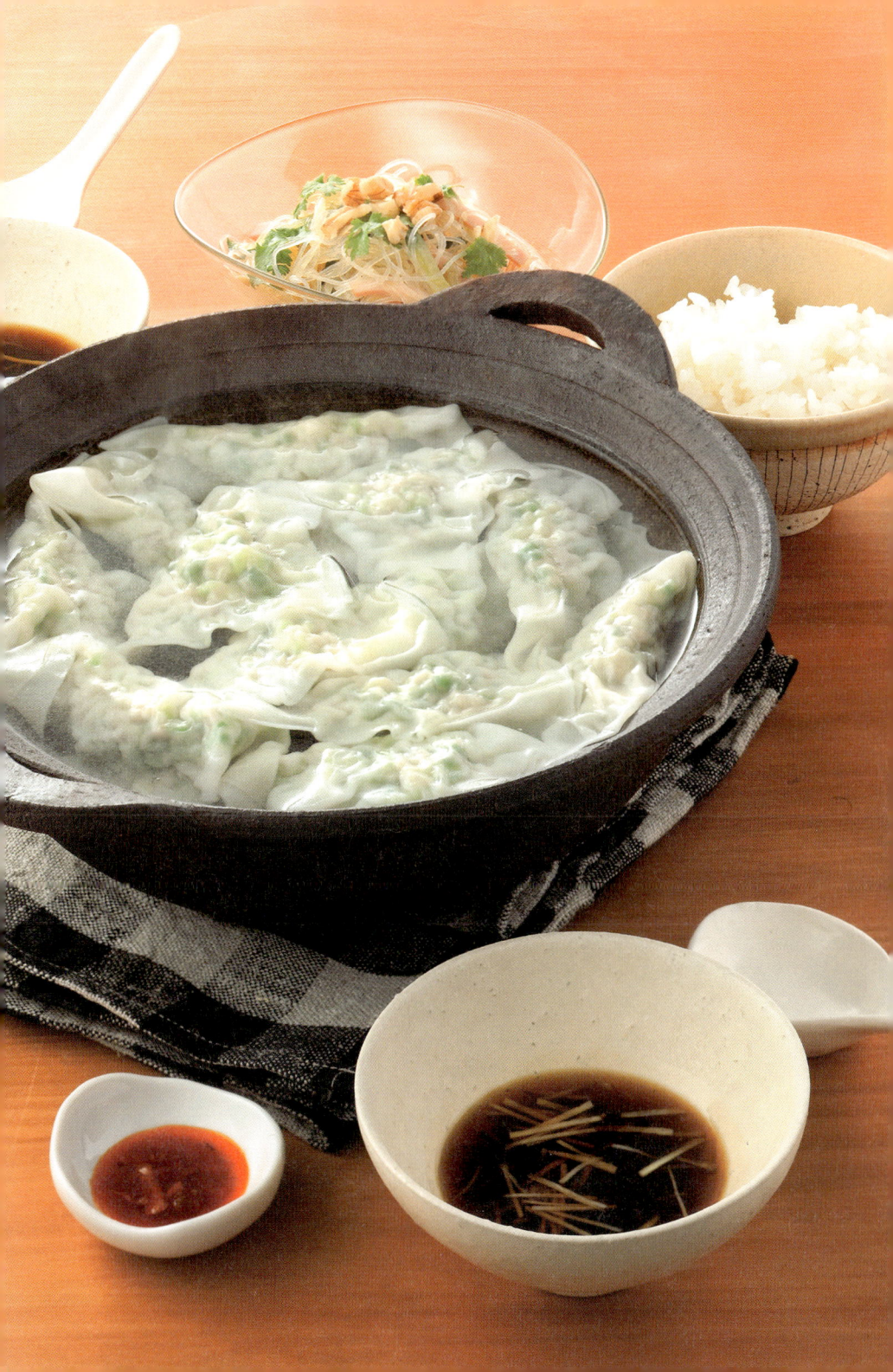

冬の食卓

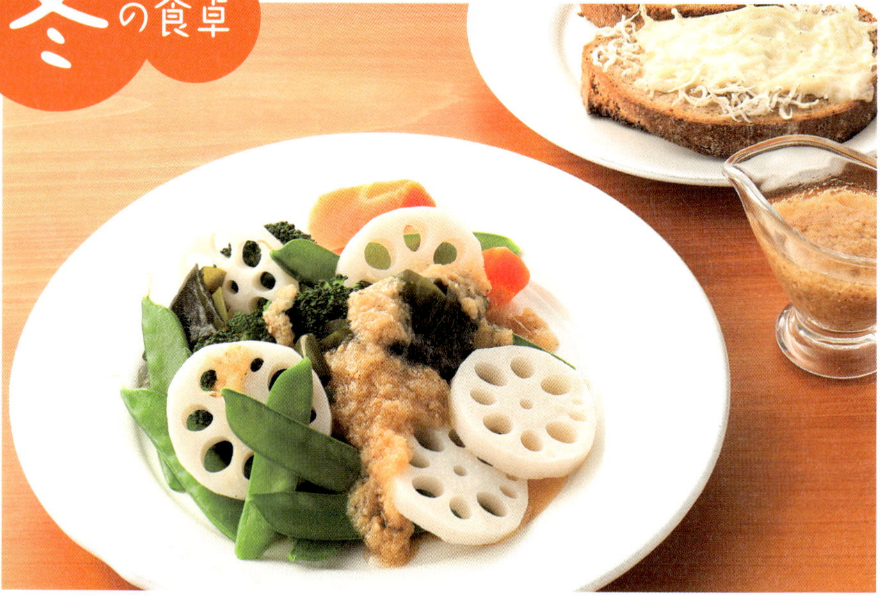

朝 しょうが

冬の朝のサラダは温野菜がおすすめです。
それにしょうがドレッシングをかければ、体が温まります。
パンにはじゃことチーズをのせてカルシウムを補給。

menu
温野菜のしょうがドレッシング
じゃこチーズのせトースト

1食分のエネルギー1人分約423kcal

温野菜のしょうがドレッシング   しょうがレベル ★★☆

◆ 材料 2人分（1人分147kcal）
- れんこん……50g
- ブロッコリー……50g
- にんじん……30g
- さやえんどう……30g
- わかめ（塩蔵）……5g
- ［しょうがドレッシング］
- しょうが……10g
- たまねぎ……30g
- 白すりごま……大さじ1
- しょうゆ……大さじ1/2
- 酢……大さじ1
- サラダ油……大さじ1・1/2

◆ 作り方
❶ しょうが、たまねぎをすりおろし、ドレッシングの材料を混ぜる。
❷ 野菜は食べやすく切る。たっぷりの湯をわかし、野菜を順にゆでる。わかめは洗い、続けてさっとゆで、ひと口大に切る。
❸ ②を盛り、①をかける。

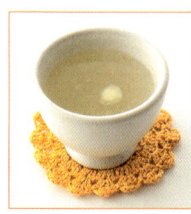

しょうがのくず湯

風邪のひきはじめには、殺菌効果のあるしょうが湯がおすすめ。鍋に材料を入れ、混ぜながら加熱します。
［1人分／水200ml　かたくり粉大さじ1/2　はちみつ大さじ1　おろししょうが小さじ1］

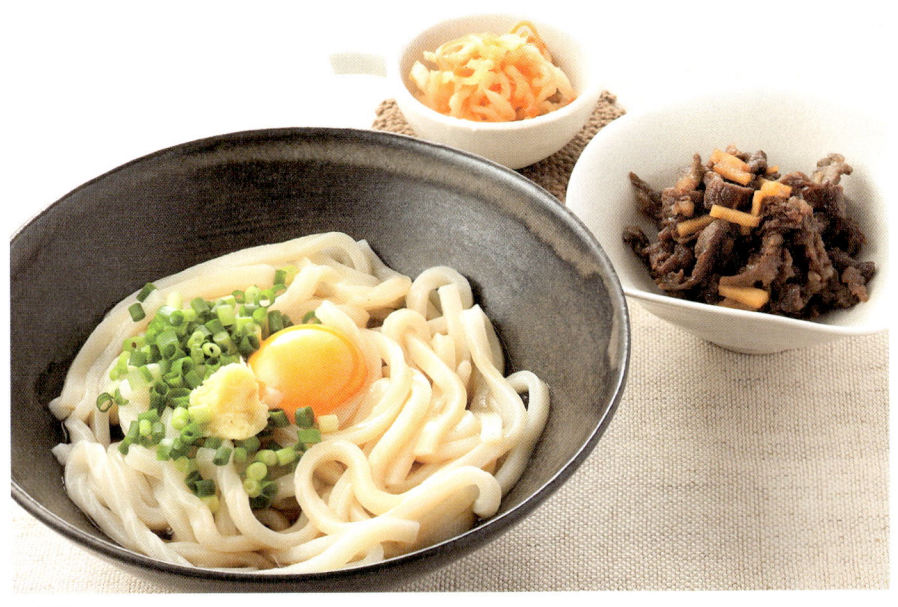

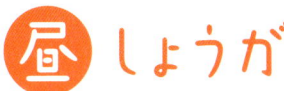 しょうが

かけうどんなら、熱々のつゆをかけ、
薬味にはしょうがを。
昼のかんたんな食事も温かく。

menu
釜玉うどん
はりはり漬け／牛肉の時雨煮(→p.90)
1食分のエネルギー1人分約535kcal

釜玉うどん
しょうがレベル ★☆☆

◆ **材料** 2人分(1人分394kcal)
ゆでうどん……2人分
卵黄……2個
万能ねぎ……2本
しょうが……10g
［つゆ］
水……200ml
けずりかつお……3g
しょうゆ……大さじ2強
みりん……大さじ2強

◆ **作り方**
❶鍋につゆの材料を入れて中火にかける。沸とう後、弱火で5分煮て、こす。
❷万能ねぎは小口切りにし、しょうがはすりおろす。
❸うどんをややかためにゆで、水気をきって器に入れる。卵黄と❷をのせ、熱いつゆをかける。

● **はりはり漬け**
1人分25kcal
❶切り干しだいこん10gを熱湯にさっと通してもどし、水気をしぼって食べやすく切る。にんじん5gはせん切りにする。
❷［みりん・しょうゆ各小さじ1、酢大さじ1、水大さじ2］を合わせ、①を10分以上漬ける。

夜 しょうが

カレー粉やガラムマサラには複数のスパイスが含まれ、それらにも血流をよくする、食欲増進などの効果が期待できます。

menu
刻みしょうがとチキンのカレー
雑穀ごはん
白菜とりんごのサラダ
ジンジャーチャイ（→p.96）

1食分のエネルギー1人分約789kcal

刻みしょうがとチキンのカレー　　しょうがレベル ★★★

◆ 材料 2人分（1人分712kcal）
とり骨つきぶつ切り肉
　……400g
A｜塩・黒こしょう……各少々
　｜カレー粉……大さじ1/2
B｜にんじん……50g
　｜たまねぎ……小1個（150g）
　｜しょうが……20g
　｜にんにく……1片（10g）
C｜小麦粉……大さじ1
　｜カレー粉……大さじ1
D｜水……400ml
　｜固形スープの素……1/2個
　｜りんご……1/4個
E｜ガラムマサラ……少々
　｜塩・黒こしょう……各少々
サラダ油……大さじ1・1/2
雑穀ごはん……260g

◆ 作り方
❶とり肉にAをまぶす。フライパンに油大さじ1/2を温めて、肉の表面に焼き色をつける。
❷Bのにんじんはすりおろし、ほかはみじん切りにする。
❸鍋に油大さじ1を温め、中～弱火でBを色づくまでいためる。Cを加えていためる（右写真）。Dを加える（りんごはすりおろす）。①も加える。ふたをずらしてのせ、弱火で約30分煮こむ。
❹最後にEで調味する。

［薬味の材料と作り方］
ししとうがらし5本（小口切り）と、しょうが10g（せん切り）を混ぜて、レモン汁大さじ1をかける。

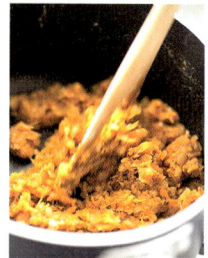

Bの野菜を10～15分かけてじっくりいため、うま味を出します。Cの小麦粉は1～2分いため、カレー粉はさっと混ぜる程度でOK。

● **白菜とりんごのサラダ**
　　　　2人分（1人分58kcal）
❶白菜150g（3cm角に切る）をボールに入れ、塩小さじ1/4をふって軽くもむ。水気をしぼる。
❷りんご1/4個（皮つき細切り）、ディル*3枝（葉をつみとる）を①に加え、［レモン汁・サラダ油各大さじ1/2、黒こしょう少々］をかけてざっと混ぜる。
＊さわやかな香りのハーブ。

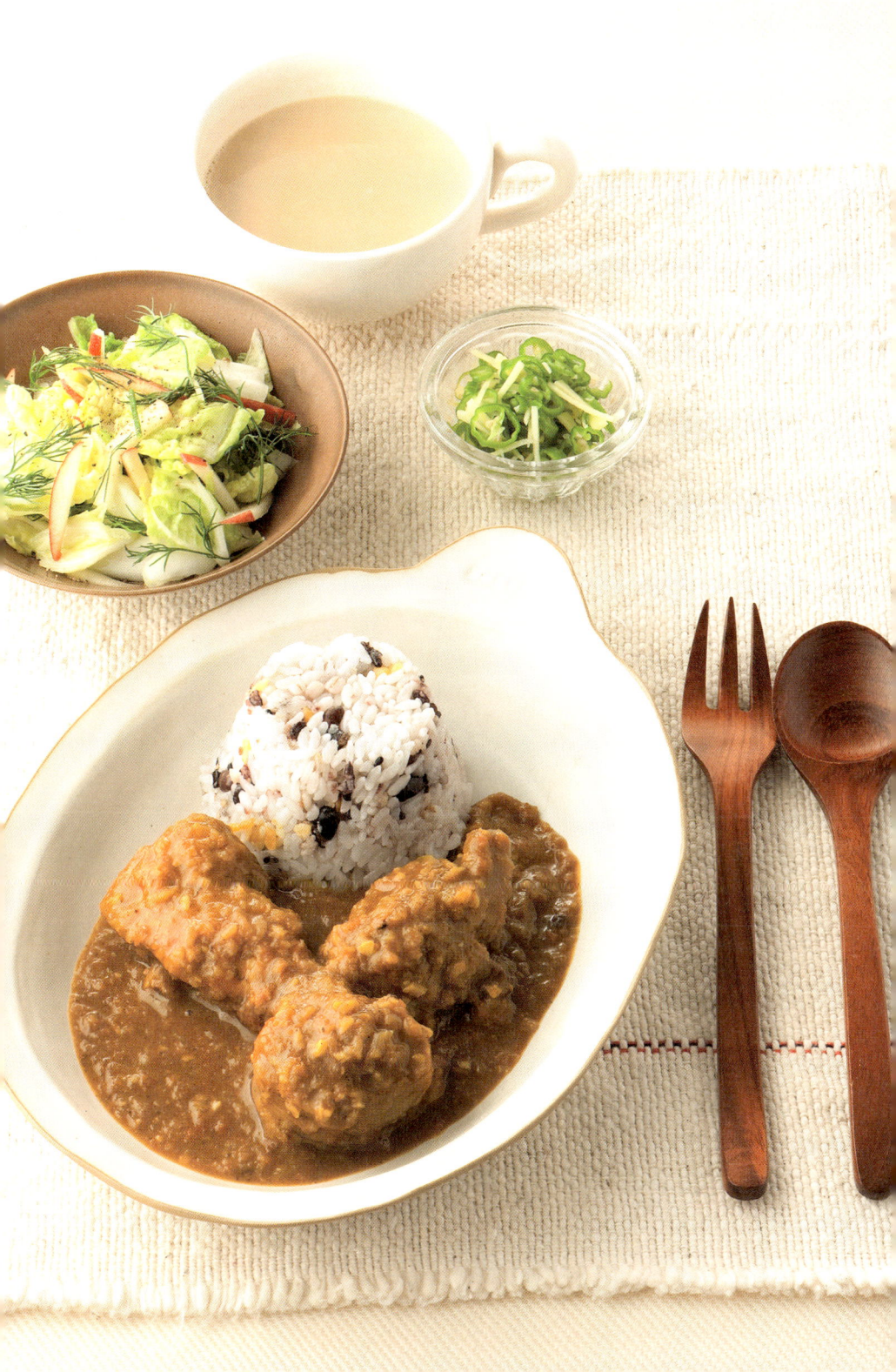

春の食卓

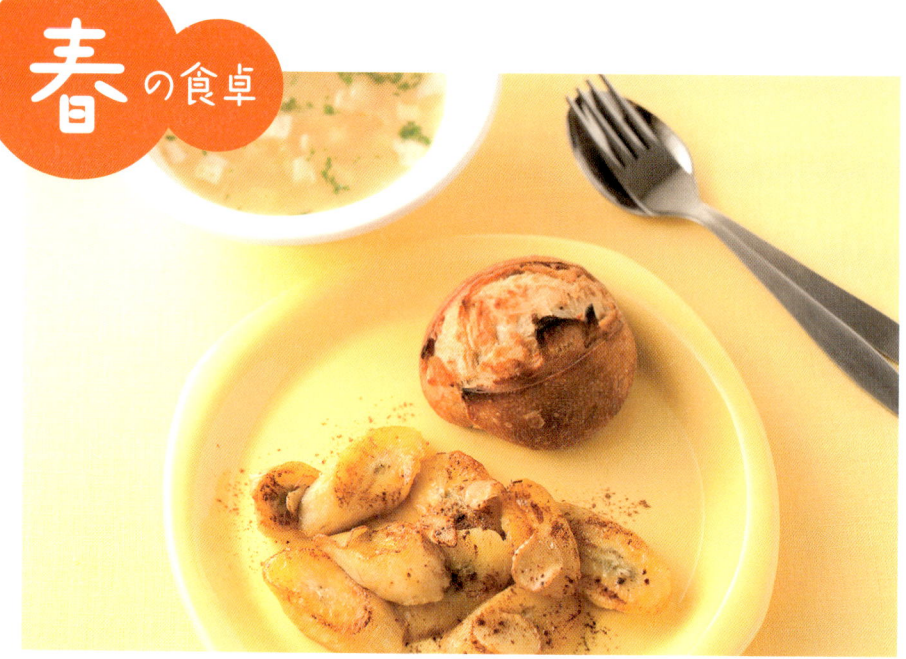

朝 しょうが

南国のくだものは体を冷やすといわれますが、加熱してしょうがを加えればだいじょうぶ。とろ～りバナナがおいしい!

menu
バナナのしょうがソテー
セロリとたまねぎのスープ／ナッツ入りパン

1食分のエネルギー1人分約391kcal

バナナのしょうがソテー
しょうがレベル ★☆☆

◆ 材料 2人分(1人分119kcal)
バナナ……2本(300g)
しょうが……10g
バター……10g
シナモンパウダー……少々

◆ 作り方
❶バナナは1cm厚さの斜め切り、しょうがは薄切りにする。
❷フライパンにバターとしょうがを入れて弱めの中火にかける。バターが溶けてきたら、バナナを加え、両面に焼き色をつける。
❸盛りつけてシナモンをふる。

● セロリとたまねぎのスープ
2人分(1人分50kcal)

❶セロリの小枝30gは筋をとって斜め薄切り、たまねぎ30gとベーコン1/2枚は1cm角に切る。
❷鍋にサラダ油小さじ1を温めて①を軽くいためる。[水300ml、スープの素小さじ1]を加え、約2分煮る。塩・こしょう各少々をふる。

昼 しょうが

チヂミは韓国のお好み焼きのようなもの。
紅しょうがを入れると、より親しみやすい味になります。

menu
にらとしょうがのチヂミ
もち入りキムチスープ
1食分のエネルギー1人分約522kcal

にらとしょうがのチヂミ

しょうがレベル ★★☆

◆材料 2人分(1人分375kcal)
豚薄切り肉……50g
にら……1束(100g)
紅しょうが(細切り)……20g
小麦粉……大さじ3
卵……3個
A | 塩……少々
  | 酒……小さじ2
ごま油……大さじ2弱

B | 酢じょうゆ・
  | おろししょうが……各少々

◆作り方
❶にらは13～14cm長さに切る。肉は細切りにする。
❷ボールに肉と紅しょうがを入れ、小麦粉をふってざっとまぶす。
❸別のボールに卵をほぐしてAを混ぜる。

❹半量ずつ、2枚焼く。フライパンにごま油大さじ1/2を中火で温め、②を入れて広げ、にらを並べてのせる。③の卵液をかけ、形を整える。焼けたら裏返し、ごま油小さじ1を周囲からたして裏も焼く。
❺切り分け、Bを添える。

もち入りキムチスープ
2人分(1人分147kcal)
❶鍋にごま油小さじ1と白菜キムチ30g(食べやすく切る)を入れ、軽くいためる。
❷[水350ml、スープの素小さじ1]を加え、沸とうしたら、切りもち2個を加えて少し煮、塩・こしょう各少々をふる。

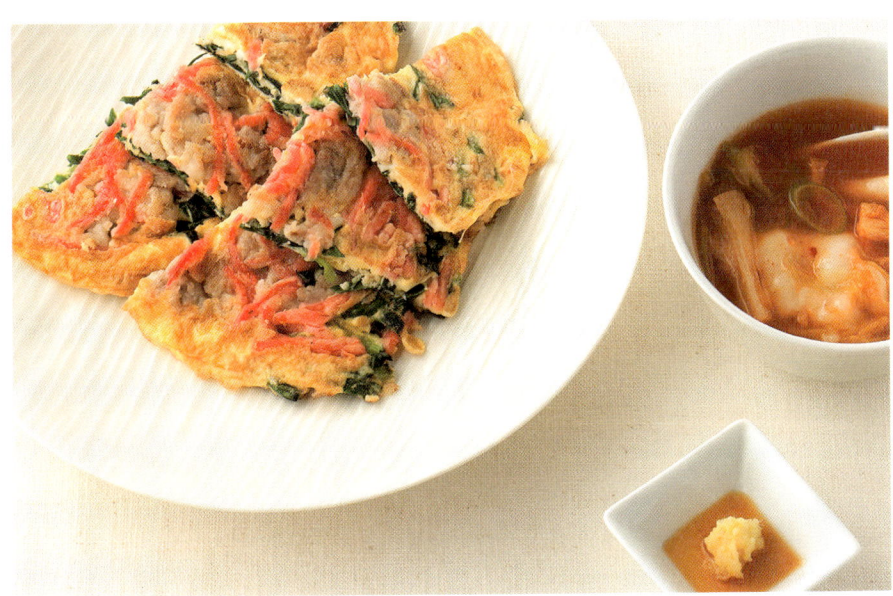

夜 しょうが

淡泊な味の白身魚やとうふにも、しょうがはよく合います。
旬の素材と組み合わせて、体にやさしい食卓に。

menu
白身魚のけんちん蒸し
春野菜のしょうがみそかけ
新ごぼうとわかめのすまし汁／桜ごはん

1食分のエネルギー1人分約556kcal

白身魚のけんちん蒸し　　しょうがレベル ★☆☆

◆ 材料 2人分(1人分248kcal)
白身魚（たい・生たらなど）
　……2切れ(200g)
A｜塩……小さじ1/4
　｜酒……小さじ1
　｜しょうが汁……小さじ1
とうふ＊……100g
B｜にんじん……10g
　｜しいたけ……1個
　｜しょうが（せん切り）
　｜　……10g
　｜みつば……5〜6本
　｜酒……小さじ1
　｜塩……少々
ぽん酢しょうゆ……小さじ2
ごま油……小さじ1/2
＊もめんでも絹ごしでも。

◆ 作り方
❶魚にAをふっておく。
❷とうふはペーパータオルで包んで皿にのせ、電子レンジで約1分加熱し、水気をきる。
❸にんじんはせん切り、しいたけは薄切りにする。みつばは葉を少しとり分けて、ほかは2cm長さに切る。とうふをくずし、Bを混ぜる。
❹魚の水気をきって器に入れ、③を半量ずつのせる。ラップをして電子レンジで4〜5分加熱する（1皿ずつなら約3分）。
❺みつばの葉を散らし、ぽん酢しょうゆとごま油をかける。

● 桜ごはん

2人分(1人分255kcal)
桜の花の塩漬け15gを水で洗って、水気をとる。飾り用を残してあらくきざみ、温かいごはん300gに混ぜる。

春野菜のしょうがみそかけ　　しょうがレベル ★☆☆

◆ 材料 2人分(1人分40kcal)
うど…150g
A｜湯……カップ2
　｜酢……小さじ2
菜の花……50g
しょうがみそ＊……大さじ1
＊しょうがみそは材料を混ぜるだけ。（材料／作りやすい分量／赤みそ大さじ4、きび砂糖・白すりごま各大さじ2、みりん大さじ2、酒大さじ1、しょうがのすりおろし20g）

◆ 作り方
❶うどは4cm長さに切って皮を厚めにむき、2〜4つ割りにする。Aで約2分ゆでる。
❷菜の花は別の湯でゆで、4cm長さに切る。
❸①②を盛り合わせ、しょうがみそをかける。

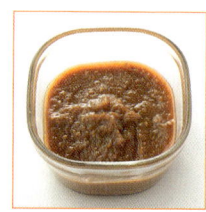

しょうがみそ
作りおきOKの便利みそです。野菜にかける、とうふにのせて焼く、おでんのつけだれなどに。（冷蔵で約2週間保存可能）

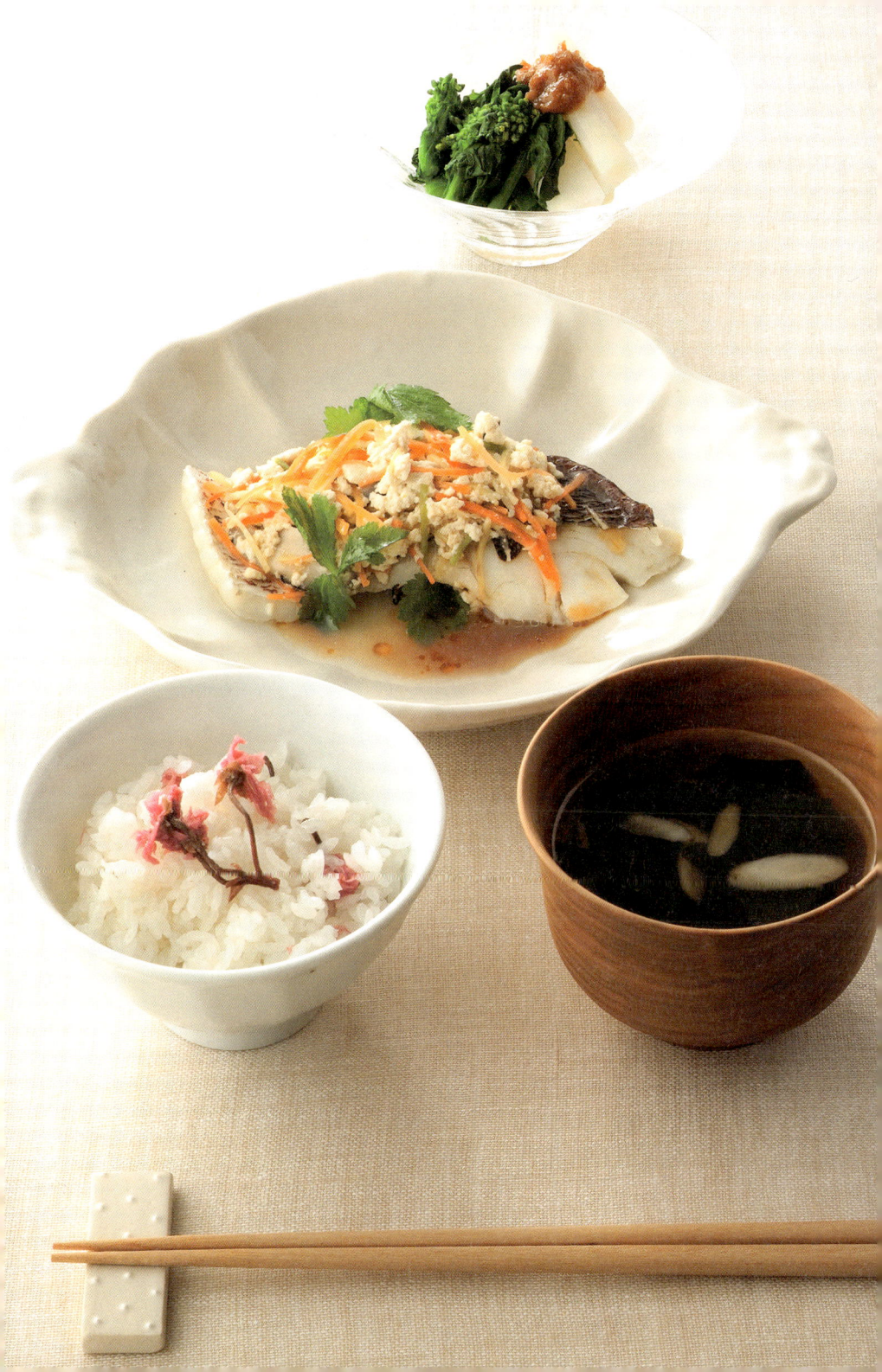

春の食卓

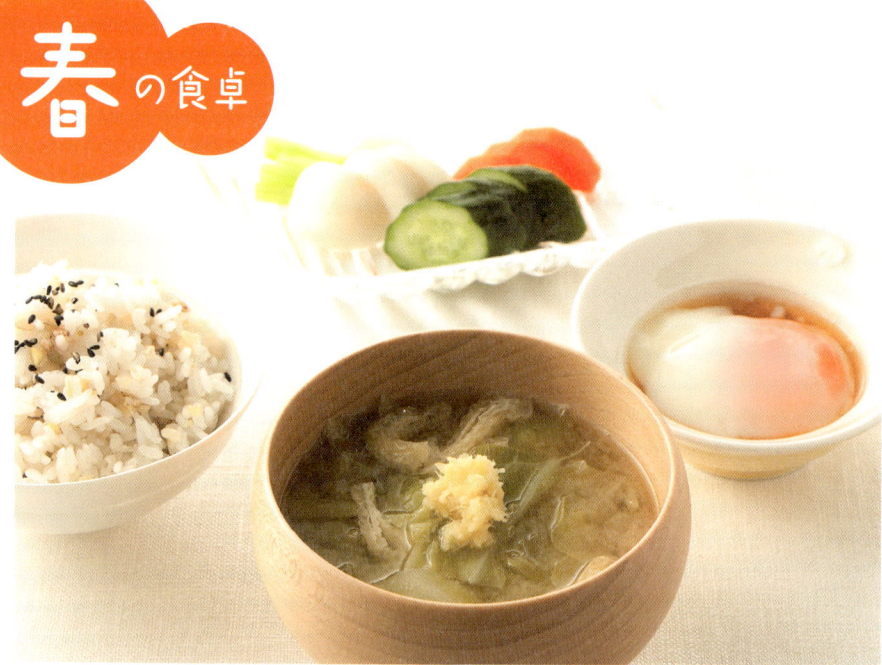

朝 しょうが

朝、手軽にしょうがをとるには、みそ汁に加えるのがおすすめです。
ほかほかと、体が内側から目覚めてくるのがわかります。

menu
春キャベツと油揚げのみそ汁
温泉卵／ぬか漬け／雑穀ごはん
1食分のエネルギー1人分約405kcal

春キャベツと油揚げのみそ汁　　しょうがレベル ★☆☆

◆ 材料 2人分(1人分61kcal)
春キャベツ……100g
油揚げ……1/2枚
しょうが（すりおろす）……10g
だし……300ml
みそ……大さじ1・1/2

◆ 作り方
❶ キャベツは3cm角のざく切りに、油揚げは熱湯をかけて油抜きし、細切りにする。
❷ だしでキャベツを2分ほど煮て、油揚げを加え、みそをとき入れる。
❸ 椀によそい、しょうがをのせる。

● **温泉卵**　　1人分(81kcal)
小鉢に卵1個を割り入れ、ようじなどで卵黄をひと刺ししてから、水大さじ1を加える（破裂防止のため）。ラップをして電子レンジで約40秒加熱する。めんつゆの素少々をかける。

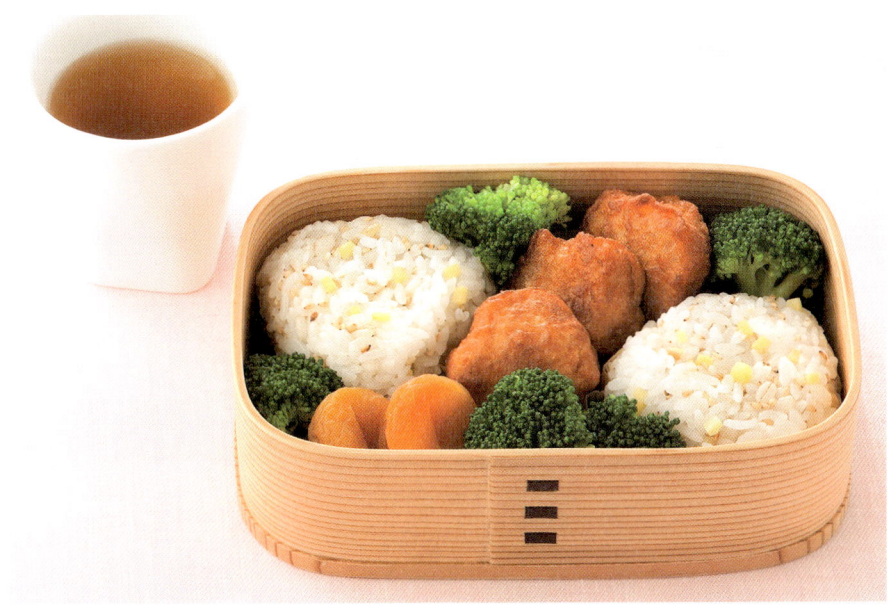

昼 しょうが

しょうがをサッといためるだけ。
炊きこみ不要ですぐに、しょうがごはんが食べられます。

menu
しょうがごはんのおにぎり
とりのから揚げ
ゆでブロッコリー／干しあんず／ほうじ茶

1食分のエネルギー1人分約559kcal

しょうがごはんのおにぎり　　しょうがレベル ★★☆

◆ **材料** 2人分(1人分359kcal)
しょうが……10g
ごま油……小さじ1/2
塩……少々
いりごま……小さじ2
温かいごはん……400g

◆ **作り方**
❶しょうがはあらみじん切りにする。
❷小鍋にごま油としょうがを入れて、中火で軽くいためる。
❸ごはんに、塩、ごま、②を混ぜて、おにぎり4個にむすぶ。

夜 しょうが

しょうがと赤ワインの、さっぱりしたソースで煮こみます。
ビタミン類が豊富でみずみずしい、春の野菜も一緒に。

menu
赤ワインの煮こみハンバーグ
コンソメしょうが風味
新にんじんのサラダ
パン

1食分のエネルギー1人分約584kcal

赤ワインの煮こみハンバーグ　　　　　　しょうがレベル ★☆☆

◆ 材料 2人分（1人分279kcal）
[ハンバーグ]
A｜合びき肉……150g
　｜卵……1/2個
　｜パン粉……大さじ2
　｜ナツメグ・塩・こしょう
　｜　　……各少々
B｜たまねぎ（みじん切り）
　｜　　……70g
　｜バター……5g
C｜小麦粉……大さじ1
バター……5g
[煮こみソース]
しょうが（みじん切り）……10g
赤ワイン……50ml
水……100ml
スープの素……小さじ2/3
塩・こしょう……各少々
[添え野菜]
たまねぎ（薄切り）……30g
アスパラガス……2本
パプリカ（5mm角）……少々

◆ 作り方
❶Bのたまねぎは器に入れてバターをのせ、ラップをして電子レンジで約1分30秒加熱する。
❷AとBを混ぜて、ハンバーグ2つに形づくる。Cをまぶす。
❸フライパンにバターを溶かし、中火で②を焼く。焼き色がついたら裏返し、ふたをして弱火で2～3分、蒸し焼きにする。
❹ソースの材料を合わせ、③に加えてさらに2分煮る。ふたをとって、ハンバーグにソースをかけながら、少し煮つめる。
❺アスパラガスはラップに包んで電子レンジで約1分加熱。水にとり、縦半分に切る。皿に④と盛りつけ、パプリカを散らし、たまねぎをのせる。

コンソメしょうが風味　　　　　　しょうがレベル ★☆☆

◆ 材料 2人分（1人分17kcal）
水……300ml
スープの素……小さじ1
グリーンピース……大さじ1
とうふ（さいの目切り）……30g
塩……少々
しょうが汁……小さじ1/2

◆ 作り方
❶鍋に、水とスープの素を煮立て、グリーンピースを入れる（生豆の場合は少し煮る）。
❷とうふを加え、ひと煮立ちしたら、塩としょうが汁を加える。

● 新にんじんのサラダ
2人分（1人分130kcal）
❶新にんじん100g（薄い半月切り）に塩少々をふる。レーズン20gは湯につける。両方とも5分おき、水気をきる。ピーナッツ15gはあらくきざむ。
❷ドレッシング［酢・サラダ油各大さじ1、塩・こしょう各少々］を合わせ、①をあえる。

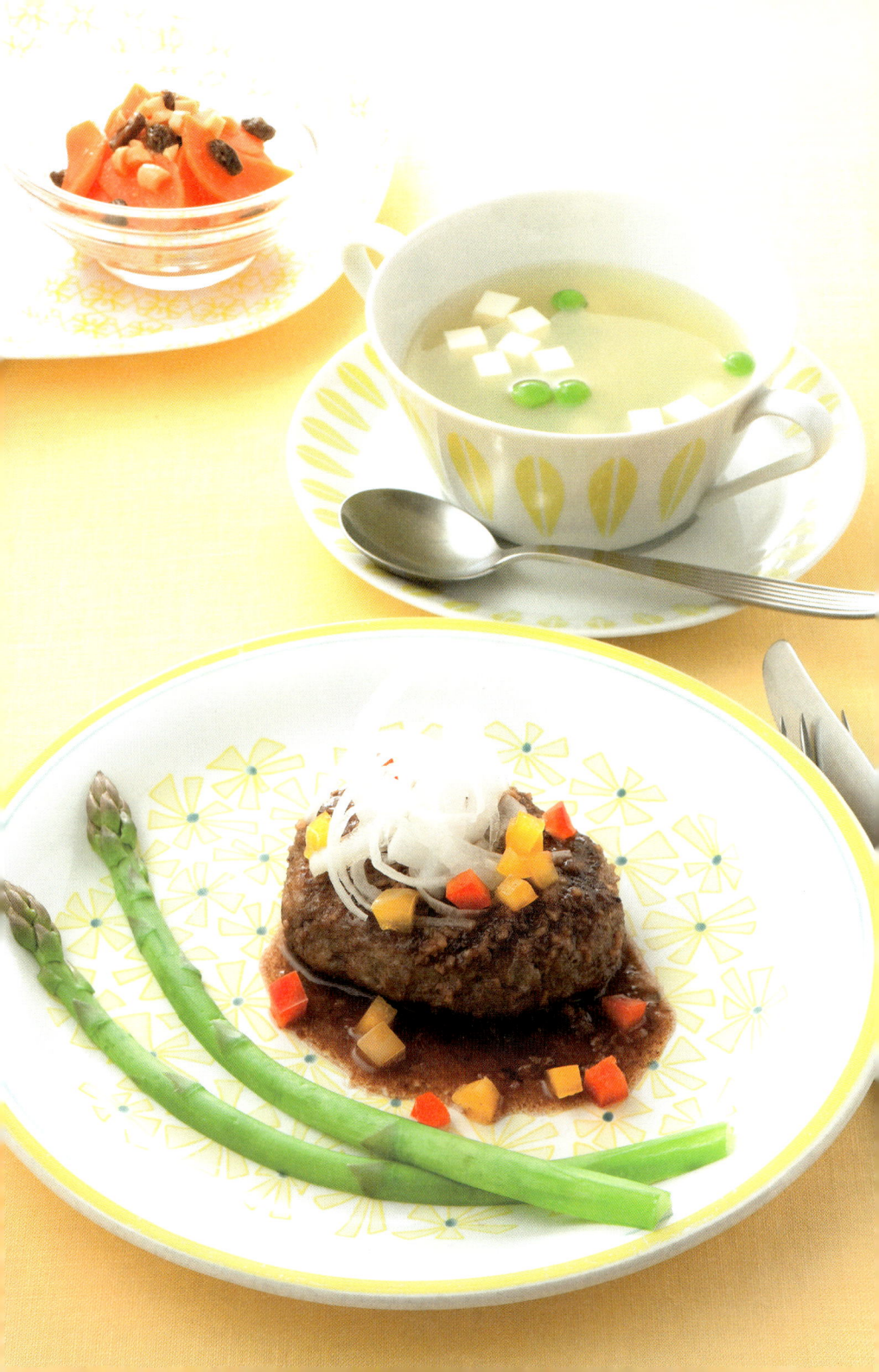

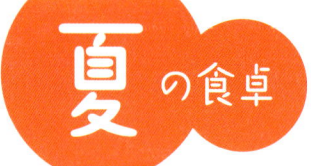 夏の食卓

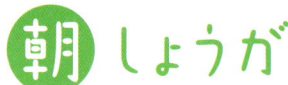 朝 しょうが

浅漬けにしょうがが入るとおいしいですね。
体を冷やすといわれる夏野菜には、しょうがをたして冷え予防。
玄米ごはんはよく噛んで食べましょう。

menu
なすときゅうりの香味漬け
ししとうとしらすの卵とじ
小町麩とわかめの赤だしみそ汁／玄米ごはん

1食分のエネルギー1人分約 423kcal

なすときゅうりの香味漬け　　しょうがレベル ★★☆

◆ 材料 2人分（1人分26kcal）
なす……1個（70g）
きゅうり……1本（100g）
みょうが……2個
新しょうが……20g
しその葉……3枚
塩……小さじ1/2
A ｜ 酒……大さじ1/2
　　｜ しょうゆ……大さじ1/2

◆ 作り方
❶ なすは縦半分にして薄切り、きゅうりは小口切りに。みょうがは縦半分にして斜め薄切り、しょうがはせん切り、しそは細切りにする。
❷ ボールに①を入れ、水にさらして水気をきる。塩を混ぜてもみ、5分ほどおく。
❸ 水気をしぼり、Aであえる。

● ししとうとしらすの卵とじ
2人分（1人分117kcal）
❶ ししとうがらし80gに切り目を入れる。卵2個はほぐす。
❷ 鍋に［だし100ml、しょうゆ大さじ1/2、みりん大さじ1］と、ししとうを入れて中火で煮る。
❸ 煮汁が約半分になったら、しらす干し10gを散らして卵を加え、半熟程度で火を止める。

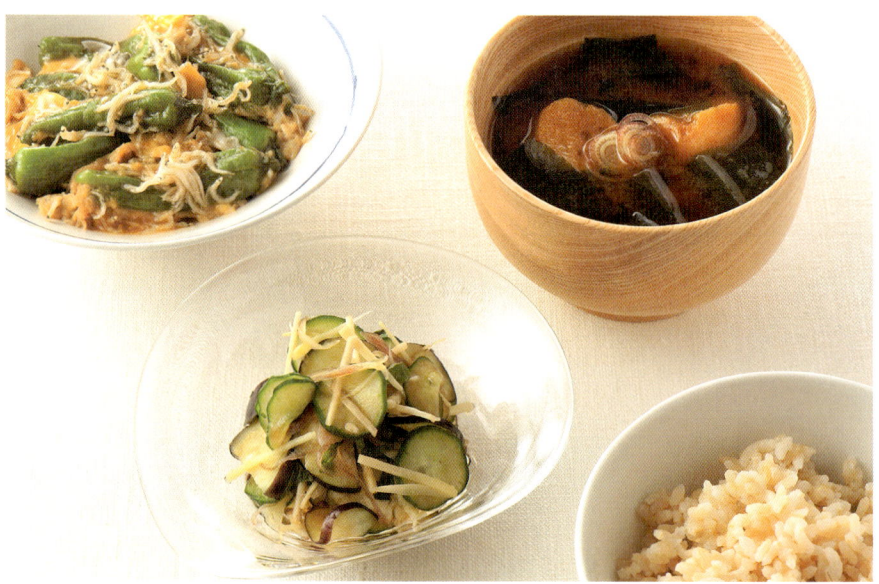

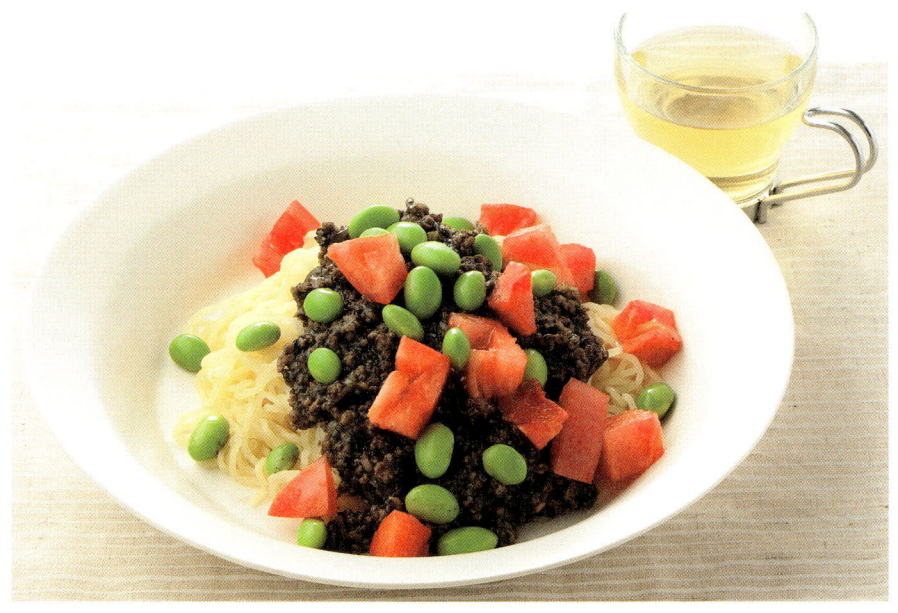

昼 しょうが

夏のお昼のめんの具にも、たんぱく質はしっかりと。
香味野菜が血流をよくする成分を含んでいます。

menu
黒ジャージャーめん
ウーロン茶

1食分のエネルギー1人分約680kcal

黒ジャージャーめん

しょうがレベル ★★☆

◆**材料** 2人分(1人分680kcal)
中華めん……2人分
トマト……小1個(100g)
枝豆(さやつき)……80g
[肉みそ]
豚ひき肉……150g
ごま油……大さじ1
黒すりごま…大さじ2・1/2

A｜ねぎ……1/2本
　｜しょうが……10g
　｜にんにく……1片(10g)
　｜豆板醤(トーバンジャン)……小さじ1/2

B｜酒……大さじ1
　｜しょうゆ……大さじ1
　｜甜麺醤(テンメンジャン)……大さじ1
　｜水……50ml

C｜かたくり粉……小さじ1
　｜水……小さじ2

◆**作り方**
❶Aの香味野菜はみじん切りにする。BとCはそれぞれ合わせる。
❷トマトは1cm角に切る。枝豆はゆでて豆をとり出す。
❸フライパンにごま油とAを入れ、弱火でいためる。ひき肉を加えて中火でいため、色が変わったらBを加えて2〜3分煮る。黒すりごまを加えて混ぜ、Cでとろみをつける。
❹中華めんはゆで、水で洗って水気をきる。盛りつけ、③をのせ、②を散らす。

夜 しょうが

わさびやしょうがには殺菌効果があり、また消化を助けます。
刺し身にはぜひ合わせたいものです。

menu
あじ丼
いんげんとがんもの煮もの
オクラとえのきのすまし汁

1食分のエネルギー1人分約532kcal

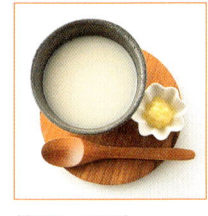

甘酒しょうが
夏バテにいかが？ もっぱら冬に飲まれますが、昔は暑気払いに飲まれたそうです。おろししょうがを加えると味もピリリとおいしく、胃腸の働きもよくします。

あじ丼　　　しょうがレベル ★★☆

◆ **材料** 2人分（1人分369kcal）
あじの刺し身＊
　……150g（小2尾分）
A｜しょうゆ……大さじ1・1/2
　｜みりん……大さじ1/2
　｜しょうが（すりおろす）
　｜　……5g
しょうが……5g
しその葉……5枚
温かいごはん……300g
白いりごま……少々

＊細切りのもの。または三枚におろした身の骨と皮をとり、細く切る。

◆ **作り方**
❶ボールにAを合わせ、あじを5分ほどつけておく。
❷しょうが5gはせん切りにし、水にさらして水気をきる。しそは細かくちぎる。
❸ごはんを盛りつけ、あじをつけ汁ごとのせる。ごまを指でひねってふる。②をのせる。

● **いんげんとがんもの煮もの**
2人分（1人分155kcal）
❶がんもどき2個は熱湯をかけて油抜きをする。さやいんげんとにんじん各50gは食べやすい大きさに切る。
❷鍋に［だし150ml、砂糖・酒・しょうゆ各大さじ1］を入れ、にんじん、がんもを弱火で10分煮る。いんげんを加えて5分煮る。

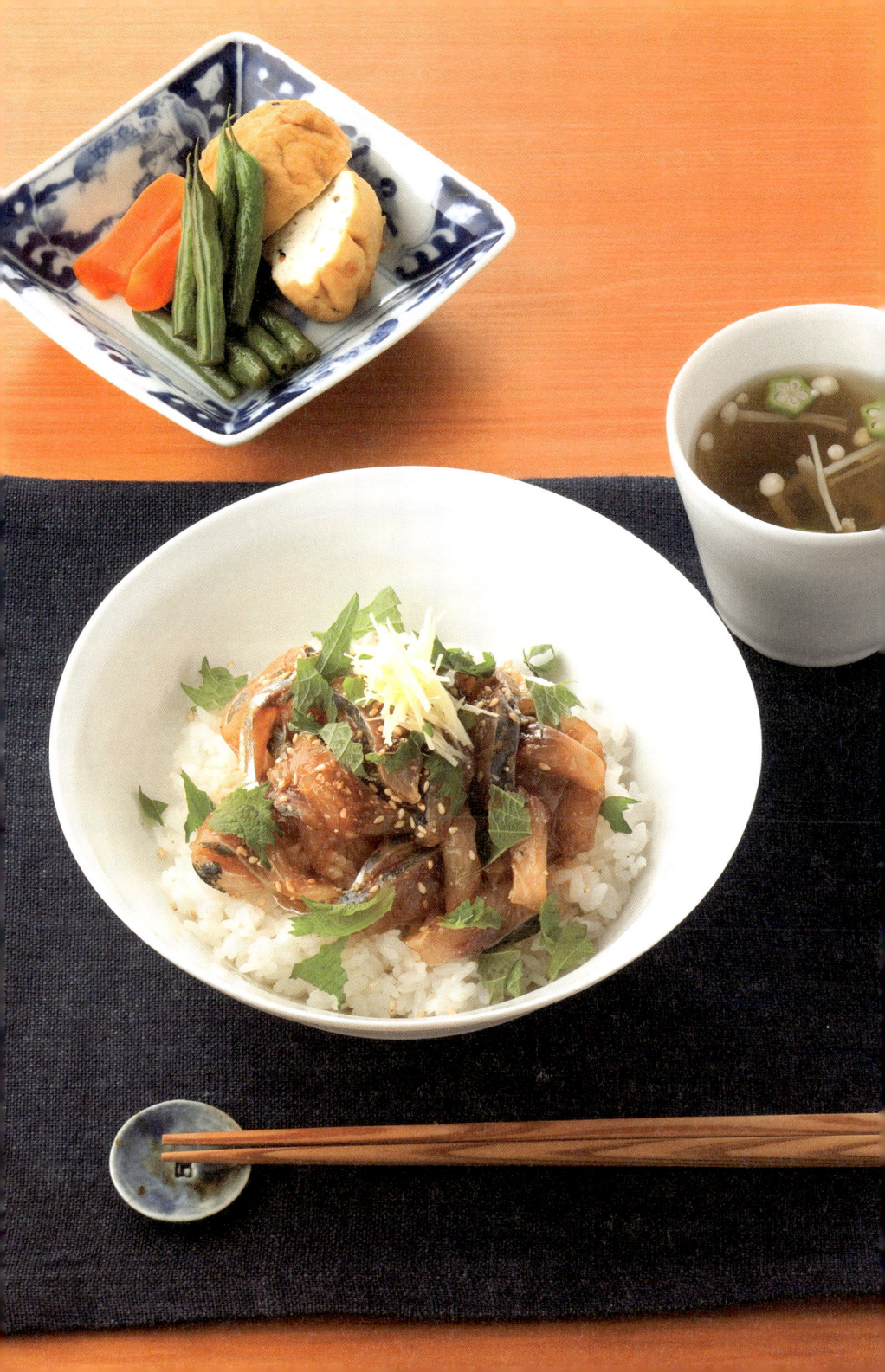

夏の食卓

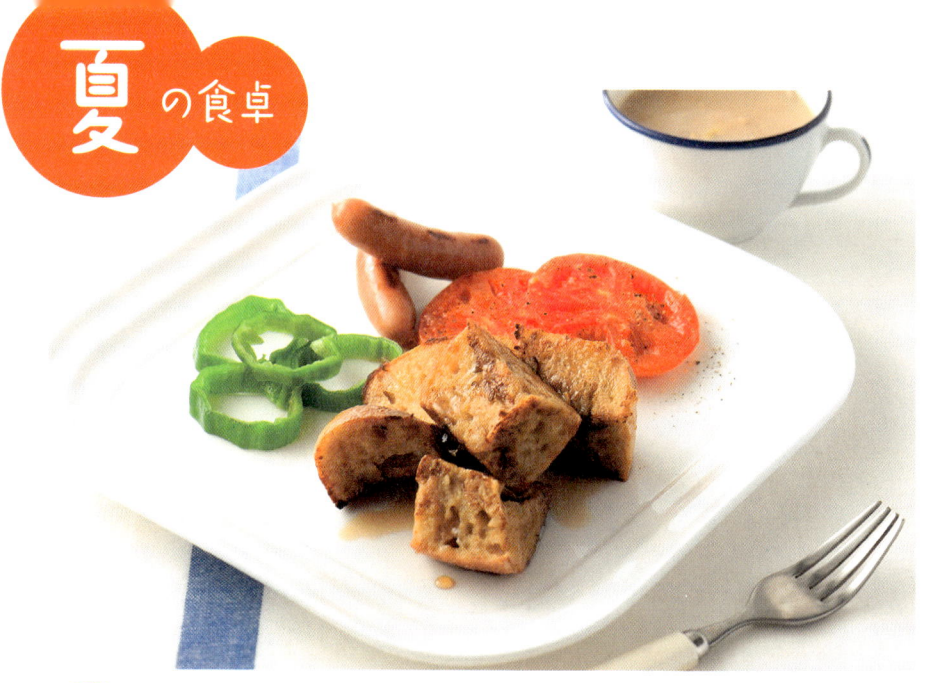

朝 しょうが

変わり味のフレンチトーストは意外なおいしさ。
冷房の効いた部屋にいる夏こそ、冷えにご用心。
朝は温かい食事や飲みものから始めましょう。

menu
黒糖しょうがフレンチトースト
焼き野菜とウィンナーソーセージ
ドライしょうが入りミルクティー
(ドライしょうが→p.100)

1食分のエネルギー1人分約411kcal

黒糖しょうがフレンチトースト　　しょうがレベル ★☆☆

◆材料 2人分(1人分255kcal)
フランスパン……1/2本(100g)
A │ 卵……1個
　│ 黒砂糖(粉末)……大さじ1
　│ 牛乳……大さじ2
　│ しょうが汁……小さじ2
バター……10g
メープルシロップ……適量

◆作り方
❶パンはひと口大に切る。
❷ボールにAを合わせる。パンを加えて全体に卵液をよくからめる。
❸フライパンにバターを弱めの中火で温め、パンの全面を焼き色がつくまで焼く。
❹盛りつけ、メープルシロップをかける。

●焼き野菜とウィンナーソーセージ　2人分(1人分144kcal)
❶トマト1個(輪切り)と、ピーマン1個(輪切り)、ウィンナーソーセージ4本を、オリーブ油大さじ1/2で焼く。野菜に塩、こしょうをふる。

昼 しょうが

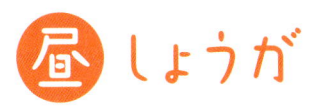

そうめんを温かいつゆにつけて食べるのも、おいしいもの。
つゆにはおろししょうがを多めに入れます。

menu
温つゆそうめん
ささみの梅肉あえ

1食分のエネルギー1人分約427kcal

温つゆそうめん　　　　しょうがレベル ★★☆

◆ 材料 2人分(1人分377kcal)
そうめん……2人分(150g)
[温つゆ]
なす……1個
オクラ……5本
しょうが……10g
サラダ油……大さじ1
A ┃ めんつゆ(3倍濃縮)
　┃ 　……60ml
　┃ 水……200ml
[好みの薬味]
しょうが・みょうが・万能ねぎ
　など……各適量

◆ 作り方
❶ なすは縦半分にして5mm幅の斜め切りに、オクラは小口切りにする。しょうがはすりおろす。
❷ 薬味を用意する。
❸ 鍋に油を温め、なすをいためる。少ししんなりしたら、A、しょうがを加えて1〜2分煮る。オクラを加えてひと煮立ちさせ、火を止める。
❹ そうめんをゆで、水で洗う。③のつゆと薬味で食べる。

● ささみの梅肉あえ
　　2人分(1人分50kcal)
❶ ささみ2本(80g)を縦半分に切り、皿に並べて[塩少々、酒小さじ2]をふる。ラップをして電子レンジで約2分加熱する。食べやすく裂く。
❷ スプラウト1/2パック(10g)は長さを半分に切る。
❸ [梅干しの果肉(たたく)小さじ1、みりん小さじ1]を合わせ、①と②をあえる。

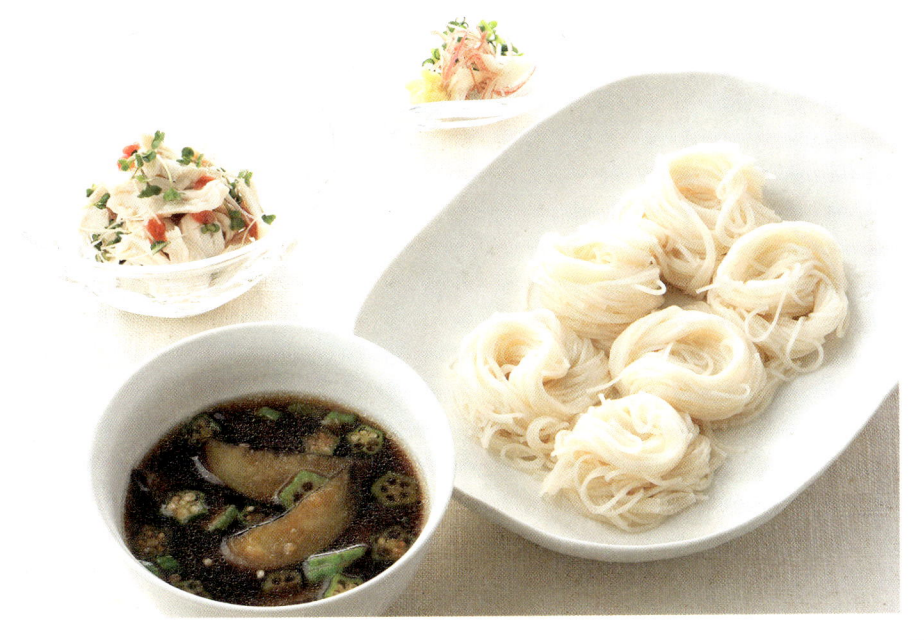

夜 しょうが

谷中しょうがの形をいかした季節の料理です。
β-カロテンが抜群に多いモロヘイヤも
夏ならではの野菜です。

menu
谷中しょうがの肉巻き
かぼちゃと豆のサラダ
モロヘイヤスープ
麦ごはん

1食分のエネルギー1人分約785kcal

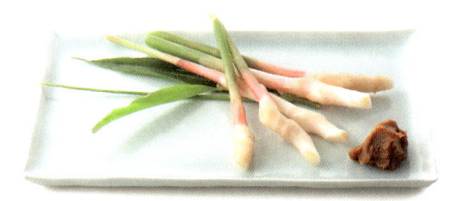

谷中しょうがは、みそをつけて食べるのが定番。
さわやかな辛味が身上です。

谷中しょうがの肉巻き　　しょうがレベル ★★★

◆ 材料 2人分（1人分314kcal）
谷中しょうが……6本
豚薄切り肉……6枚（150g）
サラダ油……小さじ1
酒……大さじ1
A｜みりん……大さじ1/2
　｜酒……大さじ1/2
　｜しょうゆ……小さじ1

◆ 作り方
❶しょうがの茎元がつながっている場合は、1本ずつに切り離し、なるべくまっすぐに形を整える（けずった部分は、あとで一緒に巻く）。フライパンに入る長さに茎を斜めに切る。
❷しょうがの茎元の部分に豚肉を巻く。
❸フライパンに油を温め、②の巻き終わりを下にして入れる。ころがしながら中火で焼き、焼き色がついたら、酒を加えてふたをし、弱火で3～4分加熱する。
❹一度火を止めてフライパンに出た脂をふきとり、Aを加えて強火でからめる。

● モロヘイヤスープ
2人分（1人分24kcal）
❶モロヘイヤ50gは葉をつみ、あらくきざむ。たまねぎ50gは薄切りにする。
❷鍋に、だし300ml、たまねぎを入れて煮、［塩小さじ1/4、しょうゆ小さじ1/2］で調味する。モロヘイヤを加え、ひと煮立ちさせる。

● かぼちゃと豆のサラダ
2人分（1人分195kcal）
❶かぼちゃ150gはラップをして、電子レンジで約2分加熱する。2cm角に切る。
❷ドレッシングの材料［たまねぎのみじん切り20g、酢大さじ1、塩小さじ1/6、こしょう少々、サラダ油大さじ1・1/2］を合わせ、①とミックスビーンズ50gをあえる。レタス適量の上に盛る。

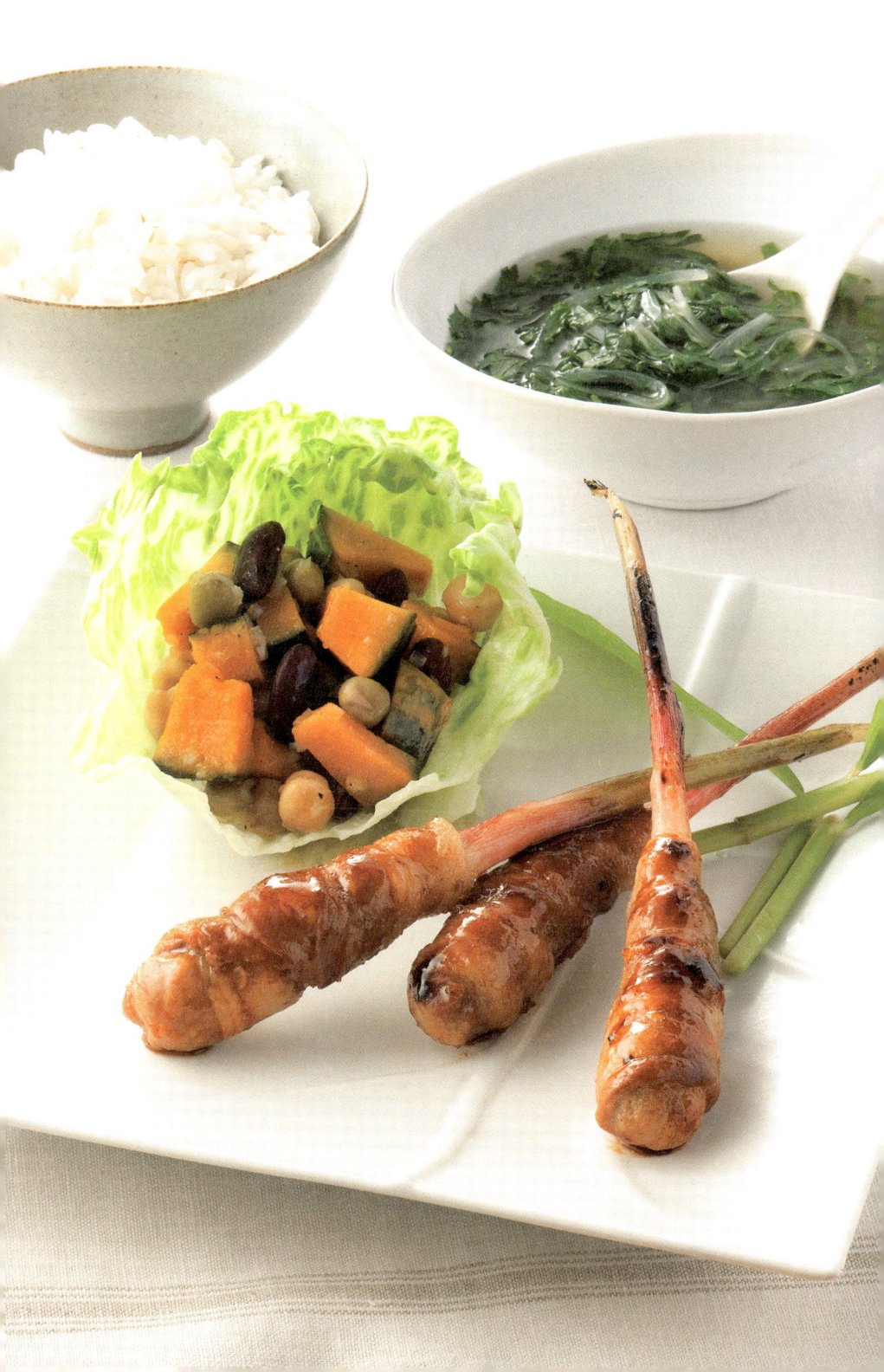

しょうがの勉強2 ❀ 切る

切る前に繊維の方向をチェック

しょうがは繊維が多いので、繊維を断ち切る向きで切ると、筋張って切りにくく、切り口もきたなくなります。皮に走る筋目に対して、直角な方向が繊維の向きです。繊維の向きに切れば格段にラク＆きれい！

繊維の向き

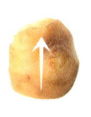

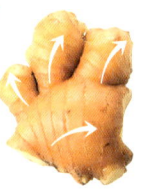

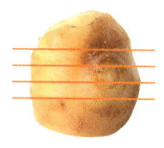

繊維を断つ方向で切ると

断面（ぎざぎざ）

繊維の方向で切ると

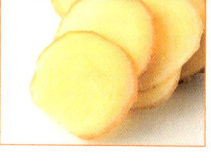

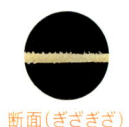

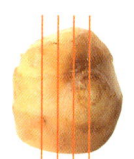

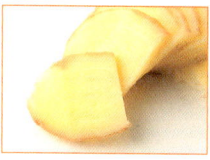

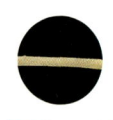

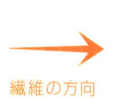

断面（なめらか）

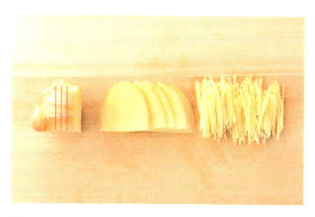

特にせん切りは、繊維にそったほうがきれいに切れます。

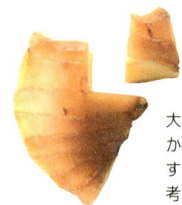

大きなかたまりは端から使いたいものですが、繊維の方向を考えると、矩形に切りとったほうがよい場合も。

しょうがのすりおろし

すりおろして時間がたつと、揮発成分がとび、色も赤くなってきます。薬味など生で使う場合は、食べる直前におろしましょう（酢少々をたらすと変色しにくくなりますが味も変わります）。

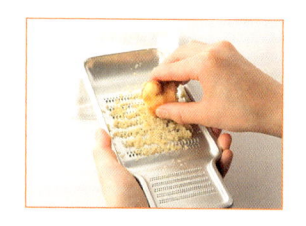

しょうが汁のとり方

すりおろしたしょうがをまとめ、指で押さえて汁をしぼります。

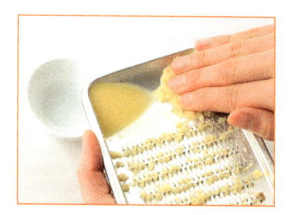

しょうが
Life

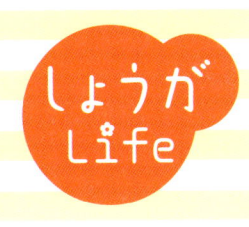

しょうがが おいしい! 料理

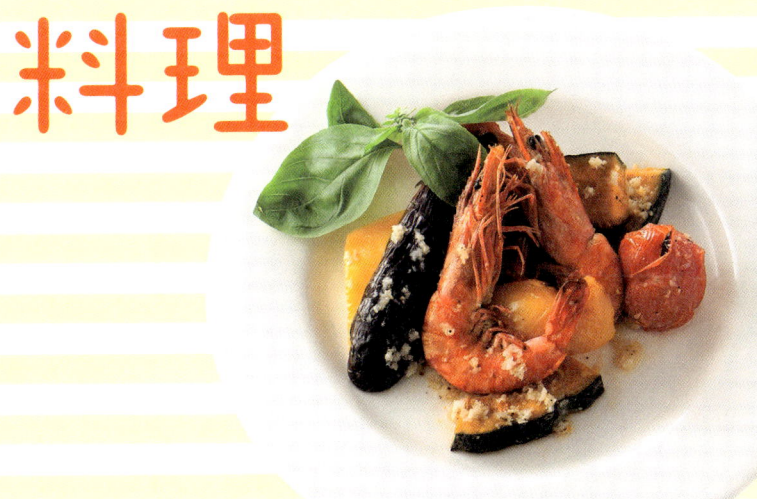

しょうがは素材のクセをやわらげ、
味や香りをさらにひき立てます

洋風の肉料理にもしょうがは合います。
ここでは、香りづけに使ったしょうがを、焼いてトッピングにも。
ラム肉は焼きすぎないようにしましょう。

ラムソテー
しょうがとワインのソース

しょうがレベル ★★☆

◆材料 2人分(1人分376kcal)
ラムチョップ …… 6本(300g)
A｜塩 …… 小さじ1/6
　｜黒こしょう …… 少々
　｜オリーブ油 …… 大さじ1
　｜しょうが(薄切り)……10g
　｜ローズマリーの葉
　｜　…… 2〜3枝分
［しょうがとワインのソース］
おろししょうが …… 大さじ1
赤ワイン …… 大さじ2
プルーン(半分に切る)… 2個
はちみつ・しょうゆ
　…… 各小さじ1
バター …… 2g
［つけ合わせ］
ズッキーニ …… 1/2本
オリーブ油 …… 小さじ1
イタリアンパセリ・
ローズマリーなど …… 少々

◆作り方
❶肉にAをからめて15分ほどおく(下写真)。
❷小鍋にソースの材料を合わせ、少しとろみがつくまで弱火で煮つめる。
❸ズッキーニは7〜8mm厚さの輪切りにする。フライパンにオリーブ油を温め、両面を焼いて皿にとる。
❹続いて、①の肉を、しょうがとハーブをざっと落として焼く。強火で、側面30秒、表1分、裏30秒ほど焼く(中心に赤みが残る程度)。次に、しょうがをカリッと焼く。
❺皿に肉を盛りつけ、ソースをかけ、しょうがをのせる。イタリアンパセリなどを飾る。

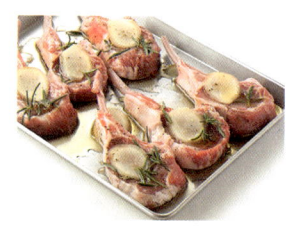

しょうがとハーブの香りで、肉のくさみをやわらげます。このしょうがをカリッと焼くと、またおいしい。

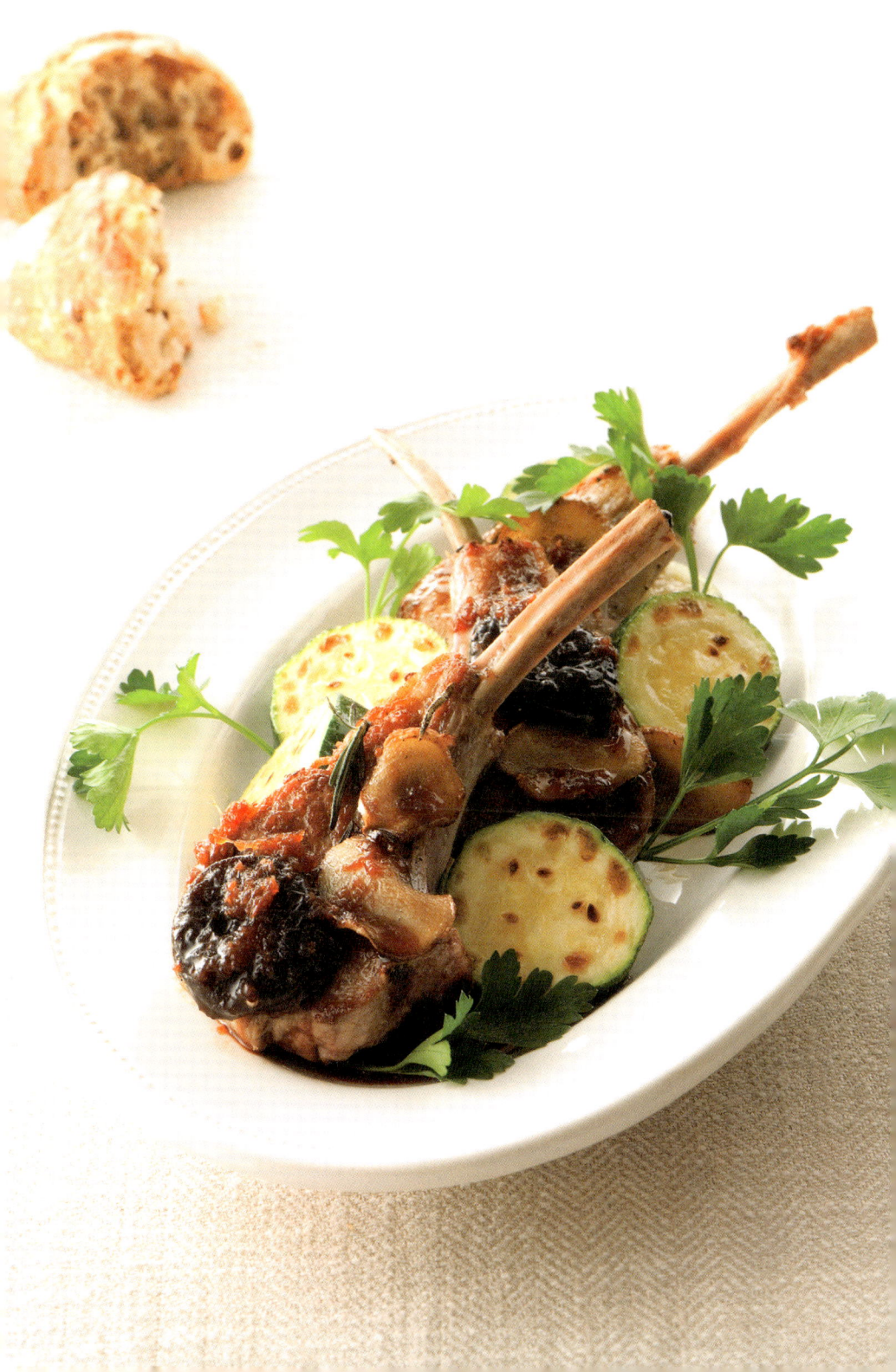

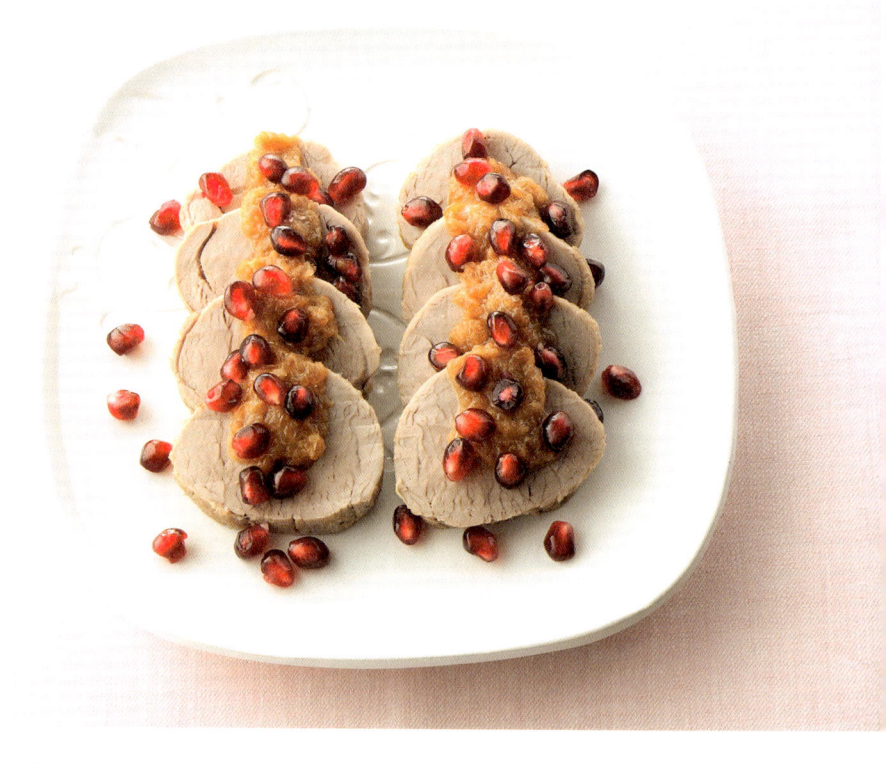

野菜の軽やかなソースと、甘酸っぱいフルーツが肉によく合います。
フルーツは、抗酸化作用があるポリフェノールの宝庫。

ヒレ肉のポットロースト しょうが風味
しょうがレベル ★☆☆

◆材料 2人分(1人分190kcal)
豚ヒレ肉(かたまり)……200g
(塩小さじ1/4、こしょう少々)
A｜たまねぎ(薄切り)……20g
　｜しょうが(薄切り)……10g
　｜にんじん(薄切り)……10g
白ワイン……大さじ3
サラダ油
　……大さじ1/2＋小さじ1
[しょうが風味ソース]
たまねぎ(みじん切り)……20g
しょうが(すりおろす)……10g

B｜肉の蒸し汁……大さじ2
　｜砂糖……小さじ1
　｜しょうゆ……小さじ1
[トッピング]
ざくろ・ブルーベリーなど…少々

◆作り方
❶ヒレ肉は、塩、こしょうをすりこむ。Aは合わせる。
❷厚手の鍋に油大さじ1/2を熱し、肉の表面に焼き色をつける。肉の上下にAを広げ、ワインをかけてふたをする。弱火で15分蒸し焼きにし、火を止めてそのままさます。蒸し汁をこしてとる。
❸別のフライパンに油小さじ1を温め、ソースのたまねぎをいためる。しんなりしたらしょうがとBを加え、少し煮つめる。
❹肉を切って盛りつけ、ソースをかける。トッピングを散らす。

おろしりんご入りのマイルドなたれのしょうが焼きです。

豚肉は、疲労回復に効果的なビタミンB_1が豊富。

豚肉のアップルジンジャーソテー
しょうがレベル ★★☆

◆材料 2人分(1人分408kcal)
豚とんカツ用肉…2枚 (200g)
A ｜ 塩・こしょう……各少々
　　｜ かたくり粉……大さじ1/2
サラダ油……小さじ2
[アップルジンジャーだれ]
りんご……1/4個 (75g)
しょうが……15g
はちみつ……大さじ1
しょうゆ……大さじ1・1/2
[つけ合わせ]
りんご……1/2個 (150g)
クレソン……2～3本

◆作り方
❶たれ用のりんごとしょうがをすりおろし、たれの材料を合わせる。
❷つけ合わせ用のりんごは、皮つきのまま横に1cm厚さに切り、芯を除く。
❸豚肉は筋を数か所切って、Aをまぶす。
❹フライパンに油小さじ1を温め、強火でりんごの両面を軽く焼き、皿に盛りつける。
❺油小さじ1をたして肉を焼く。片面が焼けたら裏返し、酒と水各大さじ1 (材料外)を加えてふたをし、中火で2～3分蒸し焼きにする。たれを加えてからめる。肉を盛りつけて、たれをかける。クレソンを添える。

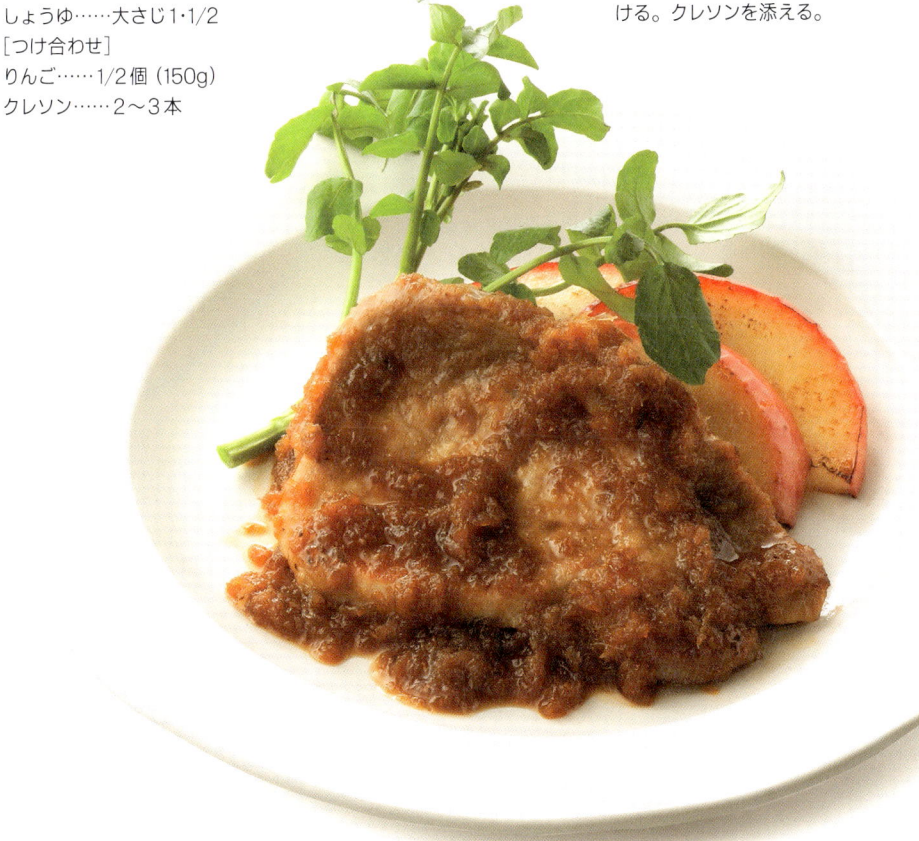

カレーに使われるスパイスの多くに、発汗作用や胃腸の働きをよくするなどの働きがあります。
"朝カレー"にもおすすめのさっぱり味です。

牛肉とだいこんの和風だしカレー
しょうがレベル ★★☆

◆**材料** 2人分（1人分521kcal）
牛切り落とし肉……150g
だいこん……300g
こんにゃく（アク抜きずみ）
　……1/2枚（100g）
だし……350ml
しょうが……20g
A｜カレー粉……大さじ1/2
　｜酒……大さじ1/2
　｜しょうゆ……大さじ1
　｜みりん……大さじ1
だいこんの葉と茎……50g
温かいごはん（雑穀入りなど
　好みで）……2人分

◆**作り方**
❶だいこんはひと口大の乱切りにする。皿に並べて水大さじ1をふり、ラップをして電子レンジで5～6分加熱する。
❷こんにゃくはひと口大にちぎる。しょうがはせん切りにし、盛りつけ用に少しとり分けておく。
❸鍋に、だし、①、こんにゃく、肉を入れてほぐす。強火にかけ、沸とうしたらアクをとる。しょうがとAを加え、ふたをずらしてのせ、中火で15分煮る。
❹だいこんの葉と茎をゆで、あらくきざむ。
❺カレーとごはんを盛りつけて、しょうがと④をのせる。

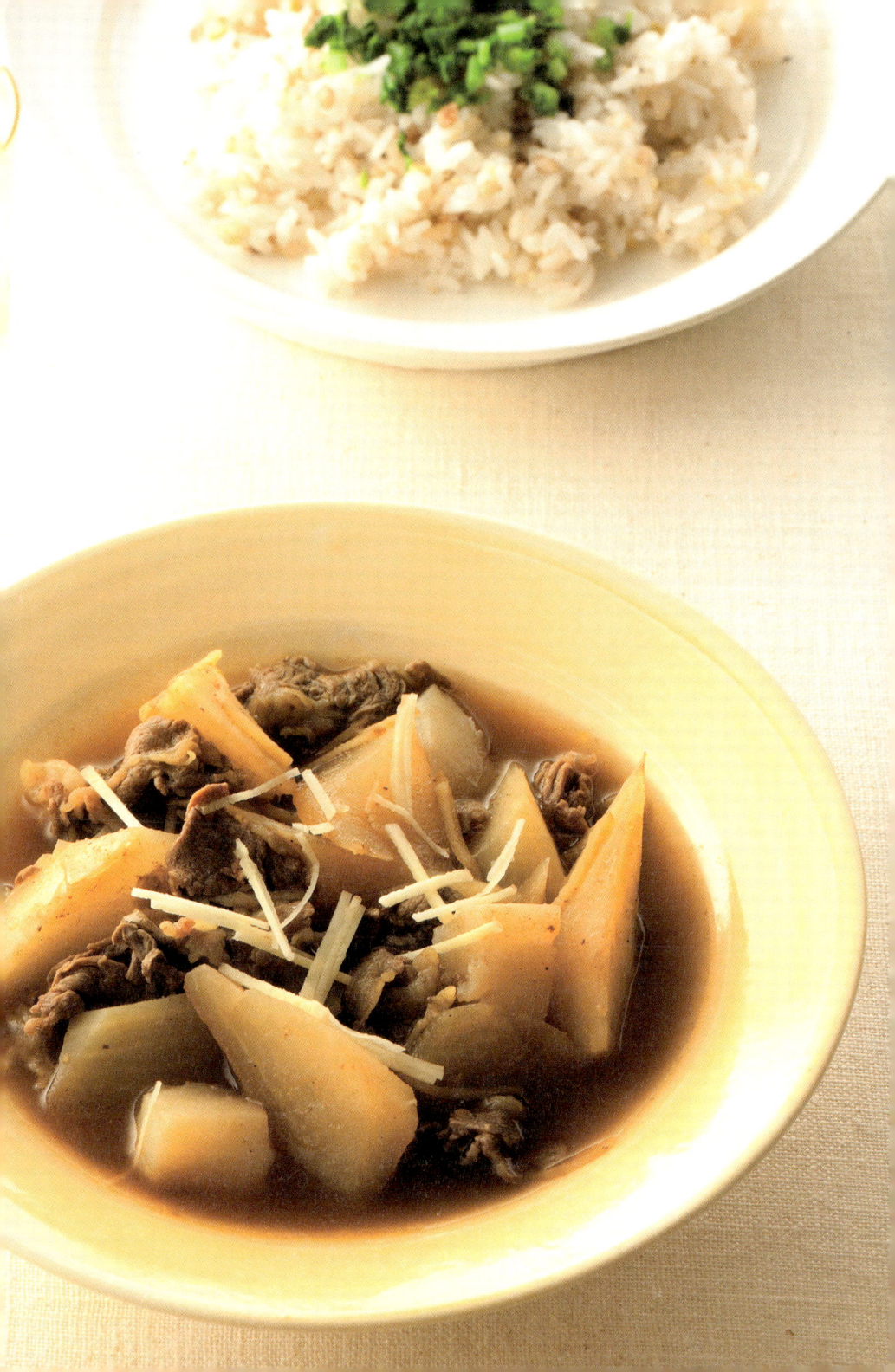

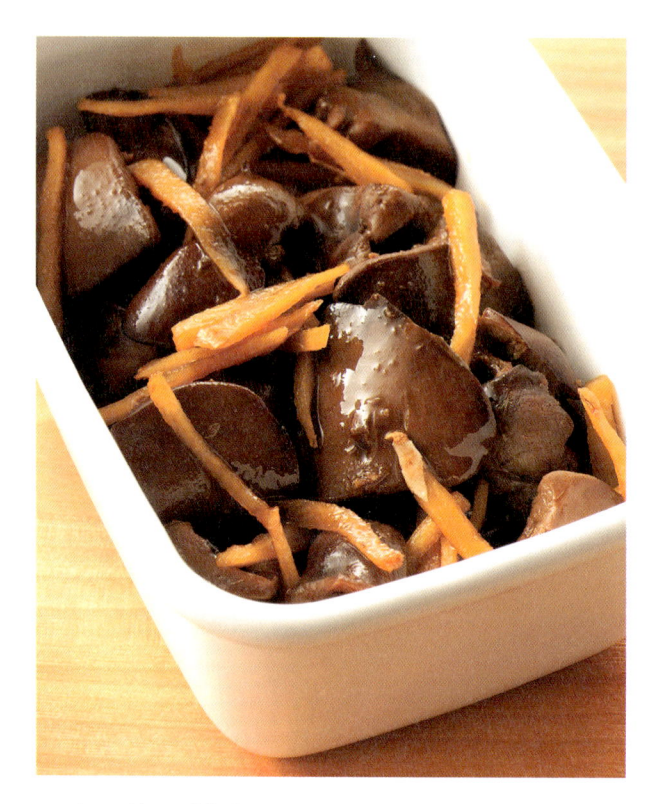

レバーは鉄分が豊富で、貧血予防に効果的な食材です。しょうがと煮ると食べやすくなり、さめてもおいしい。

とりレバーのしょうが煮
しょうがレベル ★★☆

◆ 材料 2〜3人分(2人分として、1人分177kcal)
とりレバー……250g
しょうが……30g
A┃しょうゆ……大さじ1
　┃酒……大さじ3
　┃きび砂糖……小さじ1
みりん……大さじ1

◆ 作り方
❶しょうがは細切りにする。
❷とりレバーはひと口大に切り、血のかたまりなどを洗い落とす。湯をわかしてレバーを入れ、再沸とうしたら、ざるにとる。
❸鍋にAを煮立て、レバーとしょうがを入れる。ふたをして、弱火で15分ほど煮る。
❹汁気がほぼなくなったら、みりんを加えてひと煮立ちさせ、つやよく仕上げる。

かたまり肉を短時間で調理。

多めに作り、冷凍しておくと便利です。

豚のミニ角煮
しょうがレベル ★★☆

◆**材料** 4人分(1人分390kcal)
豚ばら肉(かたまり)……400g
しょうが……20g
A｜砂糖……大さじ1/2
　｜みりん……大さじ3
　｜しょうゆ……大さじ3
　｜酒……50ml
黒酢(または酢)……大さじ1

◆**作り方**
❶しょうがは、太めのせん切りにする。
❷肉はかたまりを3〜4cm幅、7〜8mm厚さに切る。
❸肉を鍋に入れてかぶるくらいの水を加え、強火にかける。ひと煮立ちしたら、湯を捨てて、鍋と肉をさっと水洗いする。
❹肉を鍋にもどし、しょうがとAを加えて強火にかける。ふたをずらしてのせ、沸とう後、弱めの中火で、時々混ぜながら10分煮る。
❺ふたをとって汁気が少なくなるまで煮つめ、黒酢を加える。
冷蔵で2〜3日、冷凍で3〜4週間保存可能。

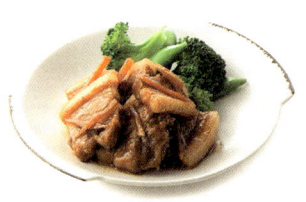

野菜と合わせて主菜にしたり、丼、ラーメンやチャーハンの具にしたりと重宝します。

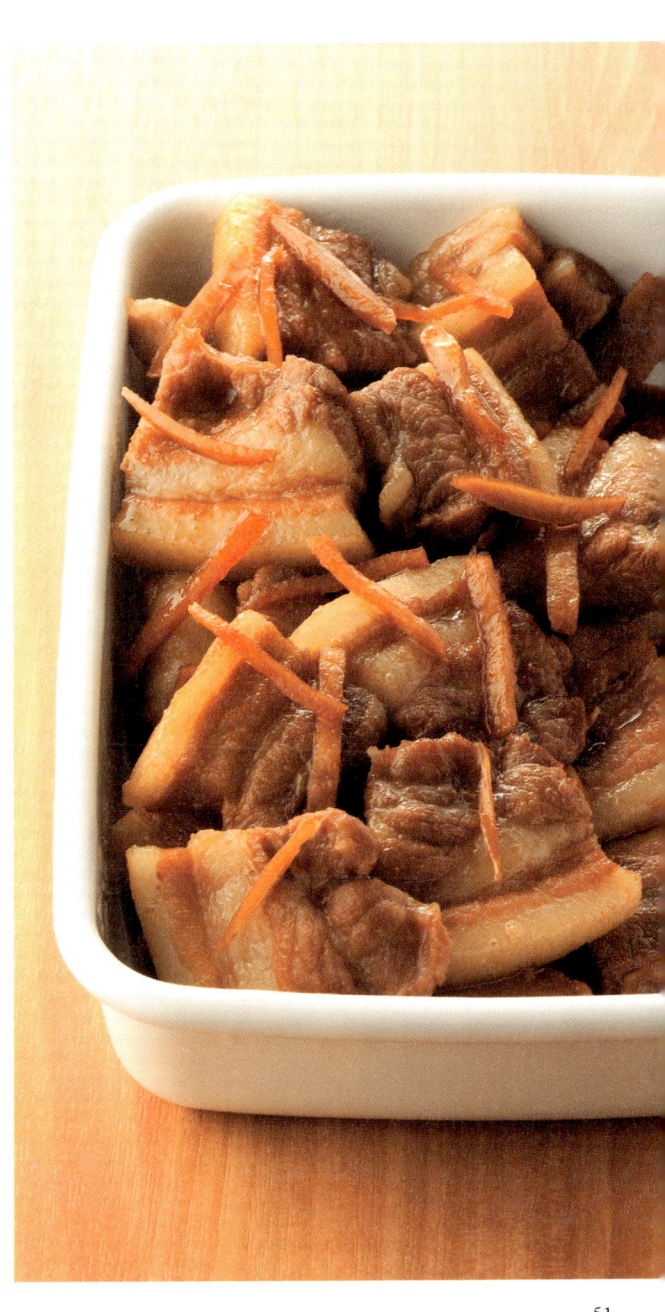

いつもの牛丼に根菜としょうがを加えて、さらにおいしく、温かく。
多めに煮て冷凍しておいても便利です。

しょうが牛丼

しょうがレベル ★★☆

◆材料 2人分（1人分434kcal）
牛切り落とし肉……100g
ごぼう……30g
にんじん……30g
こんにゃく（アク抜きずみ）
　……30g
しょうが……15g
A｜砂糖……大さじ1/2
　｜酒・みりん・しょうゆ
　｜　……各大さじ1
水……50ml
温かいごはん……300g
万能ねぎ（3cm長さに切る）
　……2〜3本

◆作り方

❶にんじんは5mm角に切る。ごぼうは小さめのささがきにし、水にさらして水気をきる。こんにゃくはたんざく切りにする。
❷しょうがはせん切りにし、1/3量を盛りつけ用にとりおく。
❸鍋に、しょうが、A、①、牛肉を入れる。中火にかけ、肉をほぐす。肉の色が変わったら、分量の水を加える。ふたをして弱火で10分ほど、汁気が少なくなるまで煮る。
❹ごはんに③をのせ、万能ねぎとしょうがをのせる。

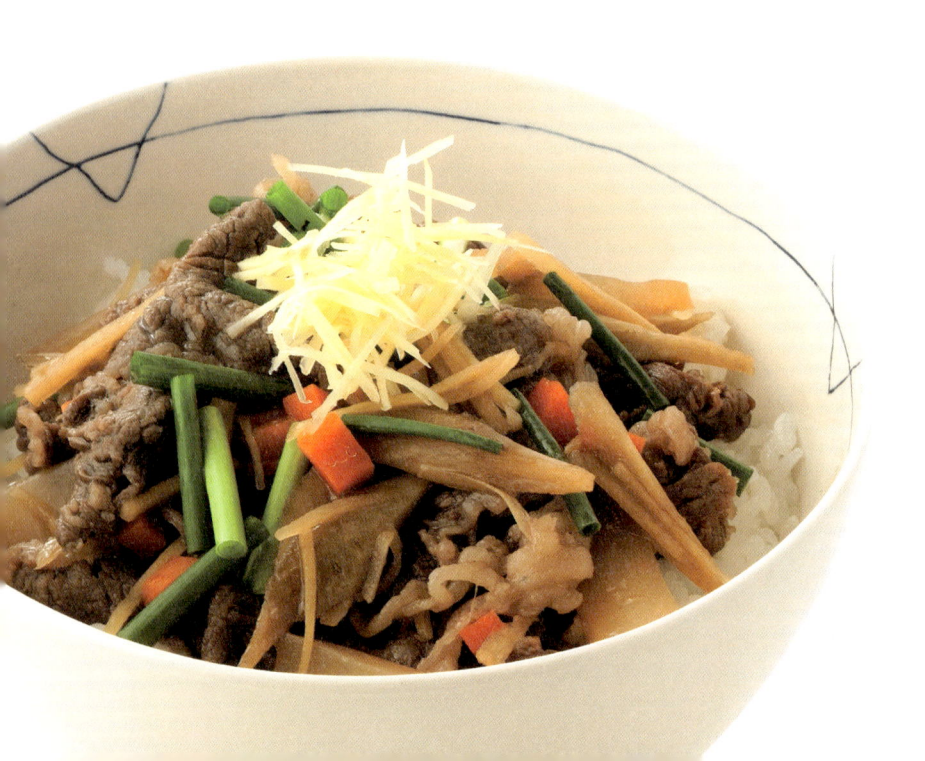

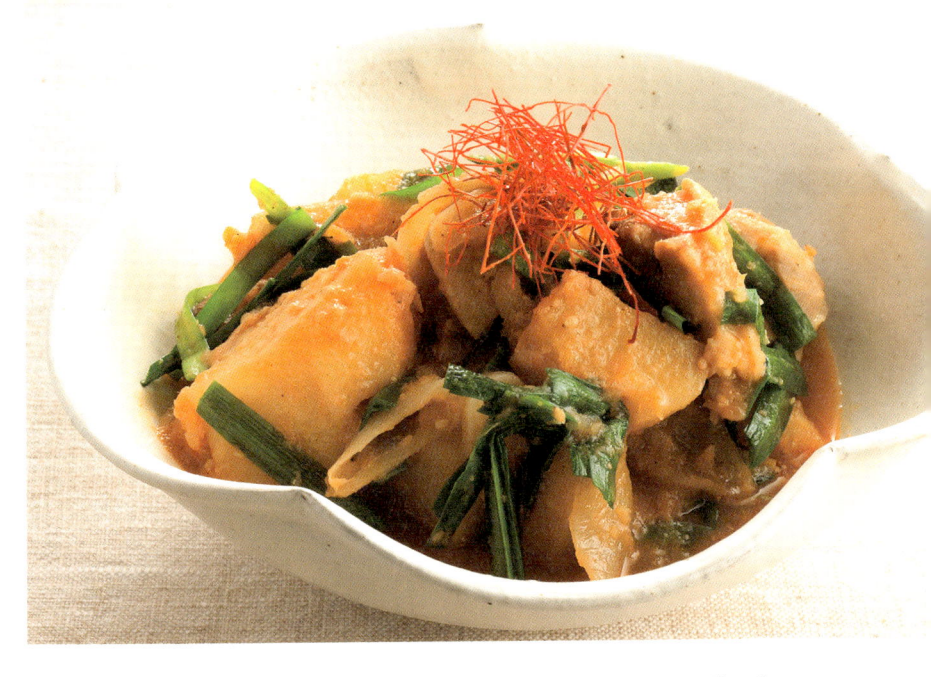

ごはんによく合う、野菜たっぷりのおかずです。

しょうがととうがらしで、体はほかほか。

韓流とりじゃが
しょうがレベル ★★☆

◆材料 2人分(1人分349kcal)
とりもも肉……150g
じゃがいも……2個(300g)
たまねぎ……1/2個(100g)
にら……1/2束(50g)
ごま油……大さじ1/2
A　水……300ml
　　スープの素……小さじ1/2
　　しょうが(すりおろす)
　　　……10g
　　にんにく(みじん切り)
　　　……10g
　　コチュジャン*……大さじ1
　　酒……大さじ1
　　しょうゆ……大さじ1/2
白すりごま……大さじ1
(あれば)糸とうがらし……少々
＊韓国の甘辛いとうがらしみそ。

◆作り方
❶とり肉は3〜4cm角に切る。
❷じゃがいもは4〜5cm角に切り、たまねぎは4つのくし形に切る。にらは3〜4cm長さに切る。
❸鍋または深めのフライパンにごま油を温め、じゃがいも、たまねぎ、とり肉の順に加えて強火で軽くいためる。Aの水を加え、沸とうしたらアクをとって中火にする。Aの残りの材料を加え、ふたをして8〜10分煮る。
❹すりごま、にらを加えてひと煮立ちさせる。盛りつけ、糸とうがらしをのせる。

パリパリ皮のから揚げに、たれがジュワッとしみておいしい！
香味野菜や五香粉(ウーシャンフェン)は、味をよくするうえに体を温めてくれる働きも。

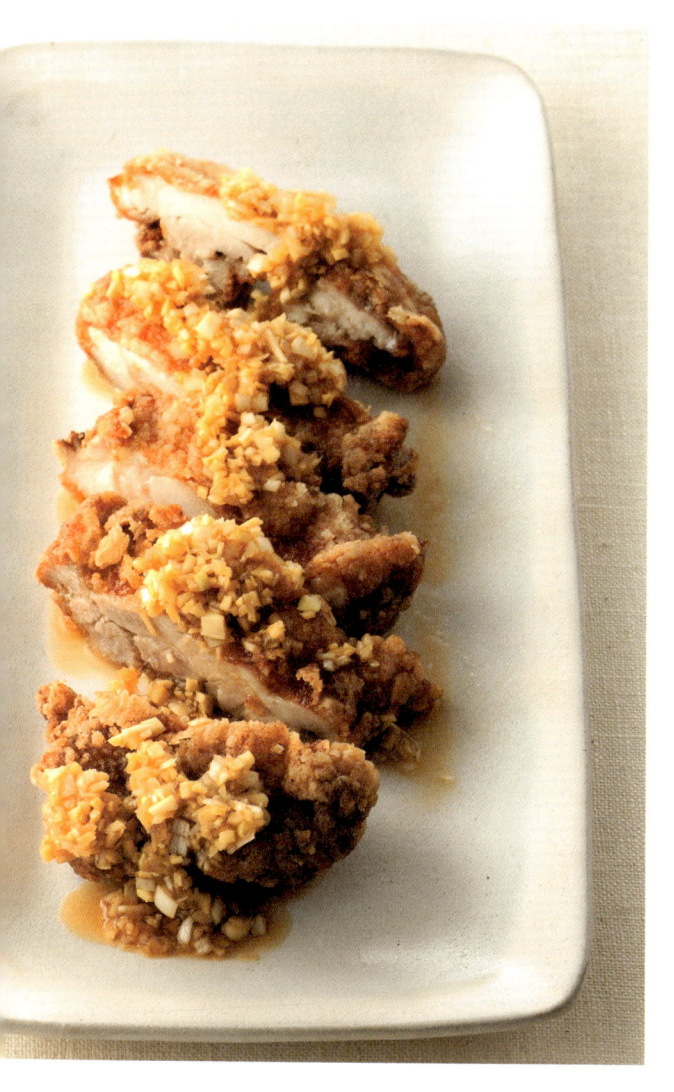

しょうがたっぷり
油淋鶏(ユーリンチー)

しょうがレベル ★★☆

◆材料 2人分(1人分444kcal)
とりもも肉……大1枚(300g)
A ┃ 塩……小さじ1/4
　 ┃ 五香粉(ウーシャンフェン)＊……小さじ1/4
　 ┃ しょうが汁……小さじ1
　 ┃ 酒・しょうゆ……各小さじ1
かたくり粉……大さじ1・1/2
揚げ油……適量
［しょうがたっぷりねぎだれ］
しょうが(あらみじん切り)…15g
ねぎ(あらみじん切り)…10cm
酢・しょうゆ……各大さじ1
砂糖・ごま油……各小さじ1

＊花椒・八角・桂皮・丁香(クローブ)・陳皮などを合わせた、中国の香辛料。

◆作り方
❶とり肉は、皮にフォークなどでところどころに穴をあけ、身の厚い部分には切りこみを入れて火の通りがよくなるようにしておく。肉にAをよくもみこみ、15分ほどおく。
❷たれの材料を合わせる。
❸肉にかたくり粉をまぶす。揚げ油を中温(160℃)に熱し、4〜5分かけて揚げる。
❹揚げたてを約2cm幅に切って盛りつけ、たれをかける。

しょうがたっぷりねぎだれ
焼き肉や焼き魚のたれ、野菜やとうふにかけてもおいしい。冷蔵で2〜3日保存可能。

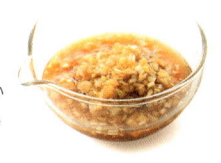

しょうがと塩だけの味つけですが、とてもジューシーでおいしい。
一緒に野菜も食べられる、ヘルシーな一皿です。

塩つくね
しょうがレベル ★★☆

◆ 材料 2人分（1人分195kcal）
とりひき肉＊……150g
しその葉……4枚
A｜しょうが……20g
　｜ねぎ……10cm
B｜とき卵……1/2個分
　｜塩……小さじ1/3
　｜かたくり粉……大さじ1/2
　｜酒……大さじ1
ごま油……大さじ1/2
酒……大さじ1
［つけ合わせ］
しその葉……6枚
スプラウト……1パック（20g）
＊もものひき肉なら、味がよく、肉汁もたっぷり。

◆ 作り方
❶Aはみじん切りにする。ボールに、ひき肉、AとBを入れ、ねばりが出るまでよく混ぜる。
❷①に、しその葉4枚を細かくちぎって加える。6等分して円形にまとめる。
❸フライパンにごま油を温め、②を入れて中火で焼く。焼き色がついたら裏返し、酒大さじ1を加えてふたをし、弱火で3～4分蒸し焼きにする。
❹盛りつけて、つけ合わせの野菜を添える。

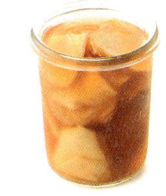

しょうがの黒酢漬け
しょうがを黒酢に漬けるだけ。漬けたしょうがは料理に使ったり、きざんで黒酢と一緒に、塩つくねなどのたれにしたり。黒酢は湯で割ってはちみつを加えて健康ドリンクにしても。（冷蔵で約2週間保存可能）

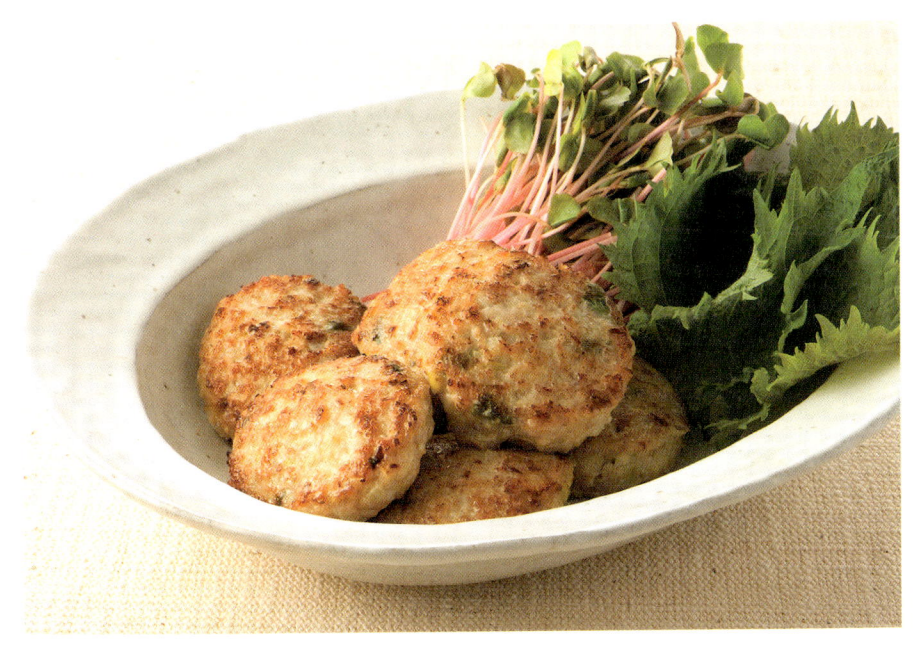

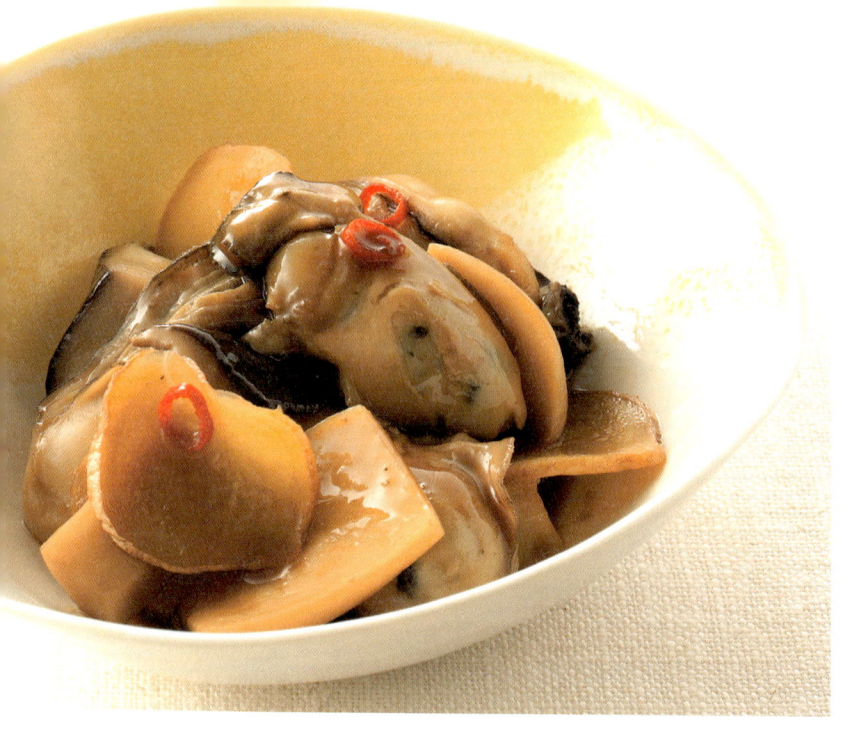

かきに多い亜鉛は、体の細胞の新陳代謝に欠かせない成分。美肌にも欠かせません。濃いめの味つけで、冷蔵で3日くらいもちます。

かきのオイスターソース煮
しょうがレベル ★★☆

◆**材料** 2人分(1人分79kcal)
かき(加熱用)……150g
エリンギ……1パック(100g)
A │ 酒……大さじ1
　 │ しょうが(薄切り)…20g
B │ オイスターソース
　 │ 　　……大さじ1
　 │ 酒……大さじ2
　 │ 砂糖……小さじ1/2
　 │ しょうゆ……小さじ1
C │ 酢……小さじ1/2
　 │ 赤とうがらし(小口切り)
　 │ 　　……小1/2本

◆**作り方**
❶かきは洗って水気をきる。エリンギは長さを半分にし、縦に3〜4mm厚さに切る。
❷鍋に、かきとAを入れ、ふたをして中火にかける。煮立ってきたら、かきをそっと裏返し、弱火にしてふたをする。2分ほど蒸し煮にする。
❸②にエリンギとBを加え、さらに弱火で2分煮る。
❹ふたをとり、火を強めて汁気をとばす。最後にCを加えて混ぜ、火を止める。

北の地域で獲れる魚介は体を温めるといわれます。
手軽な材料で、すぐに作れるのがうれしいおかず。

甘塩鮭(さけ)の南蛮あえ
しょうがレベル ★★☆

◆材料 2人分(1人分280kcal)
甘塩鮭……2切れ（200g）
小麦粉……大さじ1
サラダ油……大さじ1/2
A│ねぎ……1本（100g）
 │しょうが……15g
 │赤とうがらし（小口切り）
 │ ……1本
B│砂糖……大さじ1/2
 │しょうゆ……大さじ1
 │酢……大さじ3
 │ごま油……大さじ1/2

◆作り方
❶ねぎは5cm長さのせん切り、しょうがもせん切りにする。
❷底が平らな容器にBを合わせ、Aを加えてあえる。
❸鮭は骨をとり、1切れを3～4つに切る。水気をふき、小麦粉をまぶす。
❹フライパンにサラダ油を温め、鮭を中火で焼く。焼き色がついたら裏返してふたをし、弱めの中火で2～3分焼いて火を通す。皮にも焼き色をつける。熱いうちに②に入れてあえる。

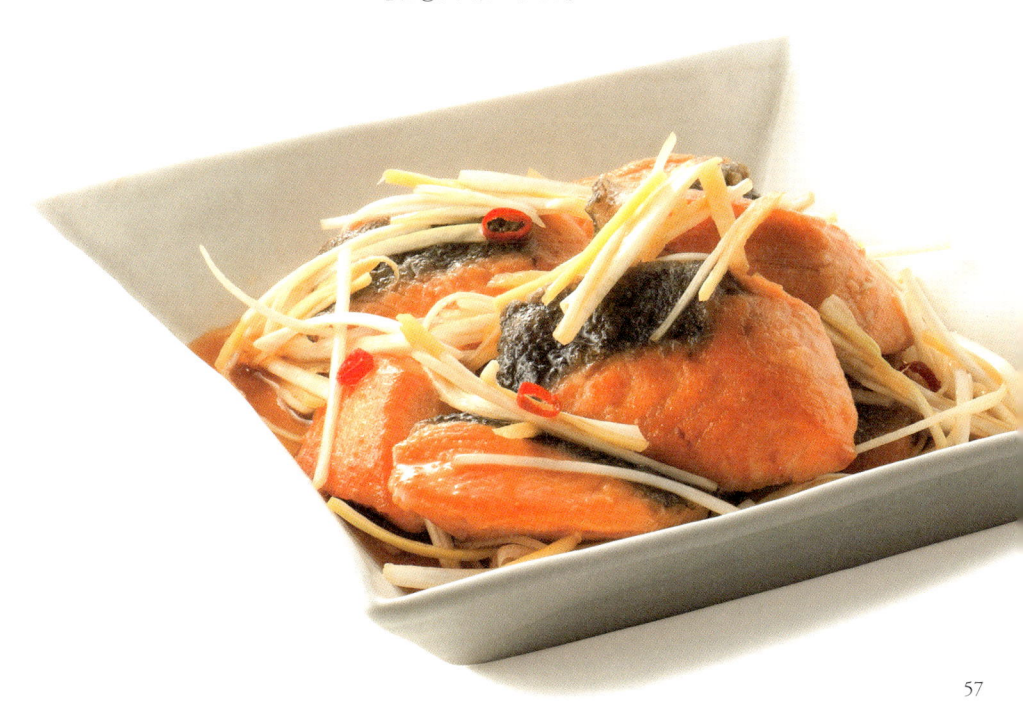

トマトやなすなどの夏野菜は、生で食べると体の熱をさましてくれますが、冷え対策なら、加熱したり、しょうがをプラスしたりして温め方向に。

えびと夏野菜の焼きサラダ
しょうがレベル ★☆☆

◆材料 2人分（1人分172kcal）
えび……4尾（120g）
なす……1個
パプリカ（好みの色）
　……1/2個（80g）
かぼちゃ……100g
ミディトマト……4個（120g）
オリーブ油……大さじ1
［しょうがドレッシング］
しょうが（すりおろす）……10g
にんにく（みじん切り）
　……小1片（5g）
酢……大さじ2
白ワイン……大さじ1/2
塩・こしょう……各少々
［彩り］
バジル・イタリアンパセリなど
　……少々

◆作り方
❶ボールにドレッシングの材料を合わせる（右写真）。
❷えびは殻つきのまま、背にそって切りこみを入れて背わたをとる。①から大さじ1をとってえびにまぶし、10分ほどおく。
❸なすは縦半分に、パプリカは4つ割りに切る。かぼちゃは7～8mm厚さに切る。野菜を別のボールに入れ、オリーブ油をかけて全体にまぶす。
❹グリルを温める。野菜を4～5分焼いて裏返し、焼けたものから①に入れる。次にえびも焼いて①に入れる。盛りつけてバジルなどを飾る。
冷やしてもおいしいのですが、冷え対策には温かいうちにどうぞ。

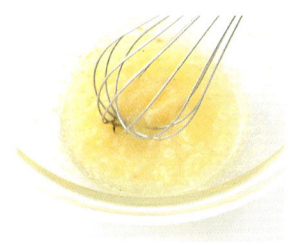

野菜に油をからめて焼くので、ドレッシングはノンオイルでさっぱりと。肉や魚のソテーにも合います。

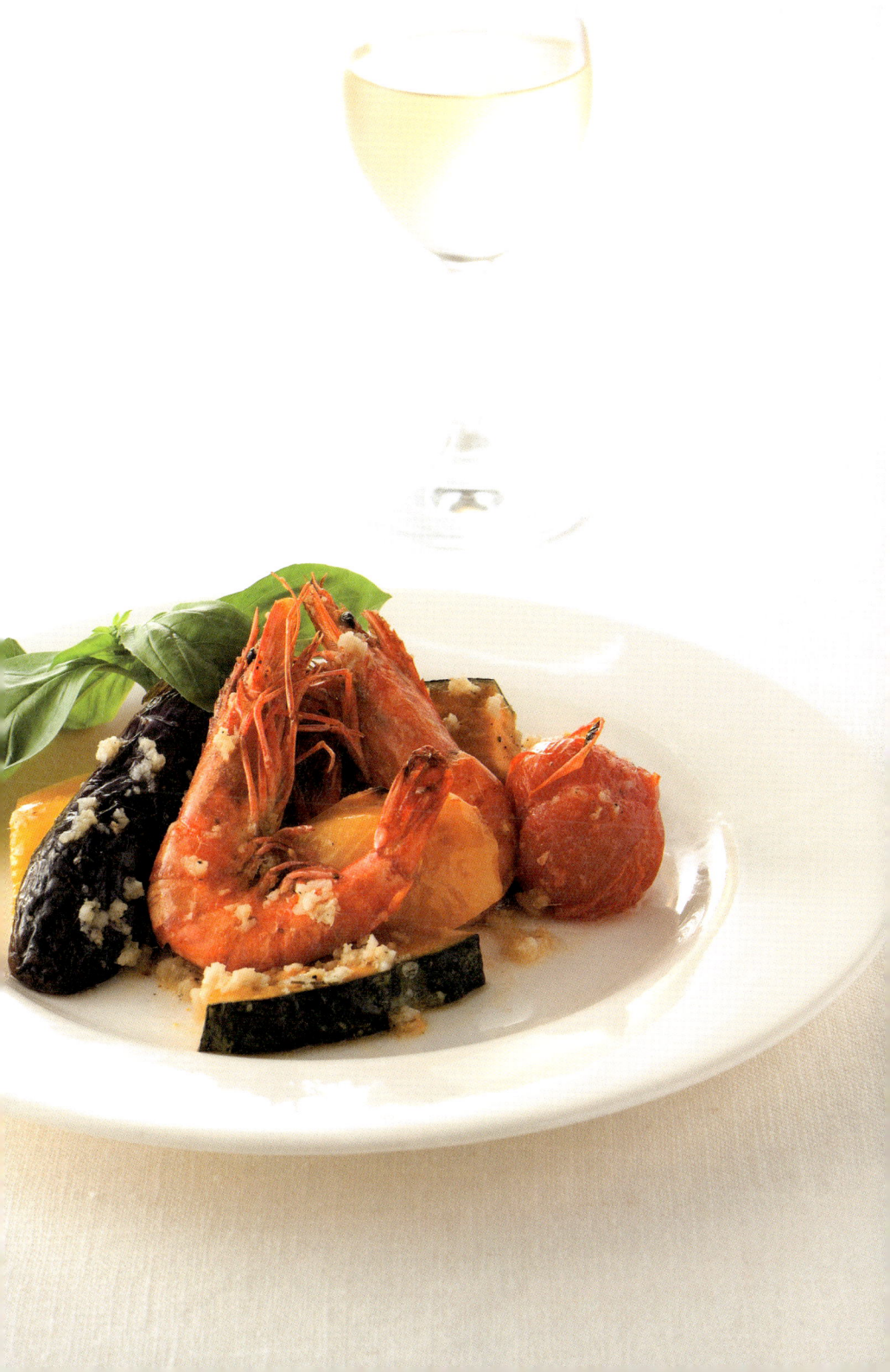

ココナッツの香りとコクが食欲をそそります。

香味野菜はそれぞれに、血のめぐりをよくする成分を含みます。

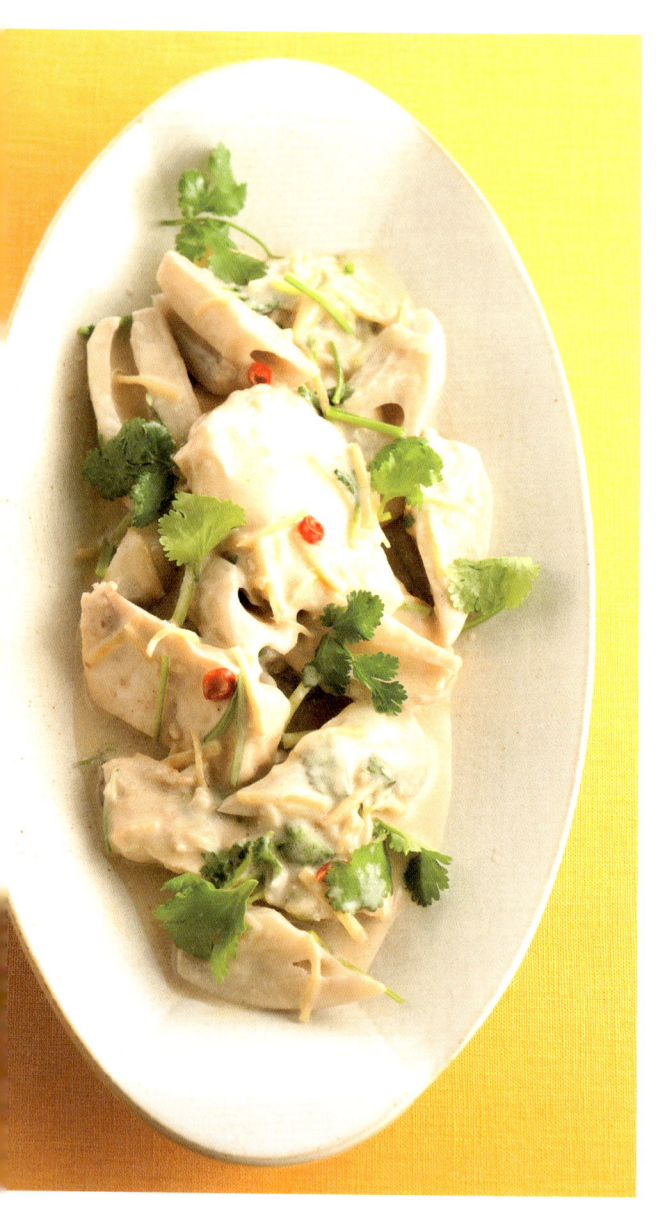

白身魚の ココナッツ煮

しょうがレベル ★☆☆

◆ **材料** 2人分（1人分334kcal）
かじき（または生たら）
　　……2切れ（200g）
A｜塩・こしょう……各少々
れんこん……100g
香菜（シャンツァイ）……小1株（10g）
サラダ油……大さじ1
B｜しょうが（せん切り）…10g
　｜にんにく（みじん切り）…5g
　｜赤とうがらし（小口切り）
　　　……小1本
C｜ココナッツミルク*
　　　……小2/3缶（100ml）
　｜ナンプラー……小さじ1/2
　｜オイスターソース
　　　……小さじ1
　｜酒……大さじ2

◆ **作り方**
❶魚は3つに切り、Aをふる。
❷れんこんは長めの乱切りにする。香菜は1cm長さにきざむ。Bを用意する。Cは合わせる。
❸深めのフライパンに油を温め、れんこんを中火で約1分いためてとり出す。続いて、Bと魚を入れ、魚の両面を軽く焼く。
❹れんこんをもどし、Cを加え、火を弱めて2分ほど煮る。とろみが出てきたら、火を止めて香菜を散らす。

＊ココナッツミルクの残りは缶から出して冷蔵し、カレーに加えるなどして早めに使う。

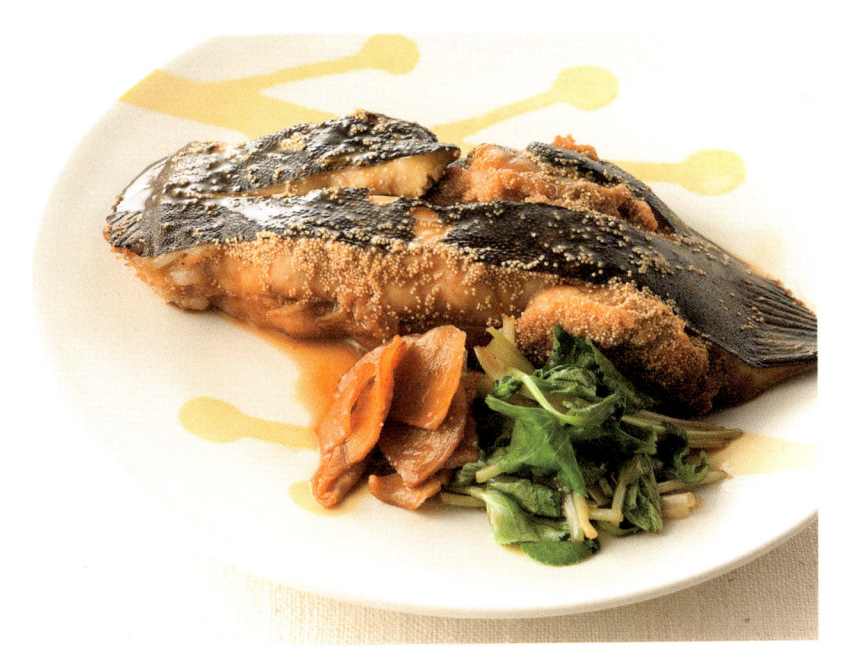

煮魚のおかずは胃にやさしく、
体が弱ったときにもおすすめです。
しょうががおだやかに体を温めてくれます。

かれいの生姜煮つけ

しょうがレベル ★★☆

◆材料 2人分(1人分173kcal)
子持ちかれい … 2切れ(200g)
しょうが……20g
みつば……30g
A｜水……150ml
　｜酒……50ml
　｜砂糖……大さじ1
　｜みりん……大さじ1
　｜しょうゆ……大さじ1・1/2

◆作り方
❶かれいはうろこをとり、卵に届くくらいに切り目を入れる。
❷しょうがは薄切りに、みつばは3〜4cm長さに切る。
❸鍋にAとしょうがを入れて、火にかける。煮立ったらかれいを入れ、スプーンで煮汁をかける。アクをとり、落としぶたをして、時々煮汁をかけながら、中火で15〜20分煮る。煮汁を残して盛りつける。
❹煮汁が少なければ水を少したし、みつばを加えてさっと煮る。盛りつけて、煮汁をかける。

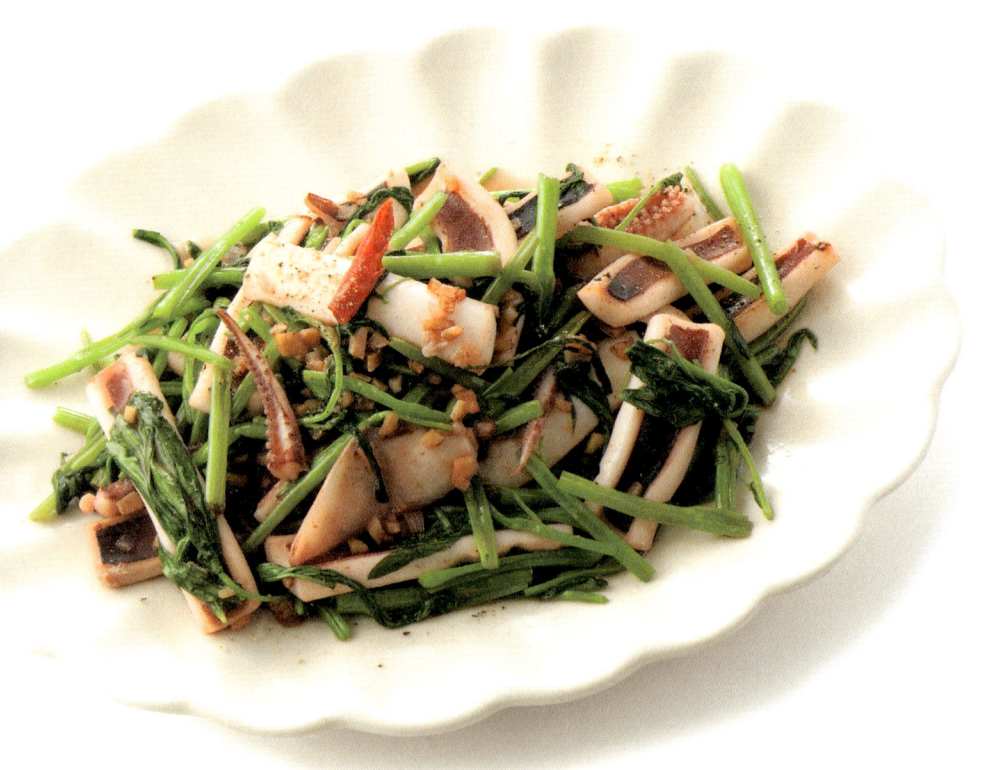

いためものに香味野菜は欠かせません。

味がよいうえ、血行をよくする助けにもなります。

たんぱく質豊富で低脂肪ないかと、青菜の組み合わせで。

いかと空芯菜のいためもの
しょうがレベル ★★☆

◆ 材料 2人分(1人分179kcal)
いか……1ぱい(300g)
空芯菜……1袋(100g)
A しょうが……15g
　にんにく……1片(10g)
　赤とうがらし……小1本
B 酒……大さじ1/2
　ナンプラー……小さじ1
　黒こしょう……少々
サラダ油……大さじ1

◆ 作り方
❶ いかは内臓を除く。胴は縦半分にし、約2cm幅に切る。足は5cm長さに切る。
❷ 空芯菜は茎と葉にざっと分け、5cm長さに切る。
❸ しょうが、にんにくはあらみじん切りに、赤とうがらしは斜め半分に切り、種をとる。
❹ フライパンに油とAを入れ、弱火にかける。香りが出たら、いかを加えて強火にしてひと混ぜし、空芯菜を茎、葉の順に加えて手早くいためる。Bを加えて火を止める。

冬の素材の温かい料理には、
寒い季節を健康に乗りきるための昔の人の知恵が詰まっています。
豆板醤を加えて温め効果をさらにアップ。

あったかぶりだいこん
しょうがレベル ★☆☆

◆材料 2人分(1人分316kcal)
ぶり……2切れ(200g)
だいこん……300g
しょうが(薄切り)……10g
A 水……250ml
　こんぶ(2つに切る)…3cm
　砂糖……大さじ1/2
　酒……大さじ1
　しょうゆ……大さじ1
　みりん……大さじ1
豆板醤(トーバンジャン)……小さじ1/4
ゆずの皮(せん切り)……少々

◆作り方
❶だいこんは1cm厚さの半月切りにする。耐熱皿に並べて水大さじ1をふり、ラップをして電子レンジで6〜7分加熱する。
❷鍋にAと①を入れ、落としぶたと鍋のふたをして強火にかける。沸とうしたら中火にし、7〜8分煮る。途中1度上下を返す。
❸ぶりは1切れを3つに切り、ざるに入れて熱湯をかける。しょうがと一緒に②に加え、落としぶただけをして、さらに7〜8分煮る。
❹煮えたら、豆板醤を加え、スプーンで煮汁をかけながら、汁気を少し煮つめる。盛りつけて、ゆずの皮をのせる。

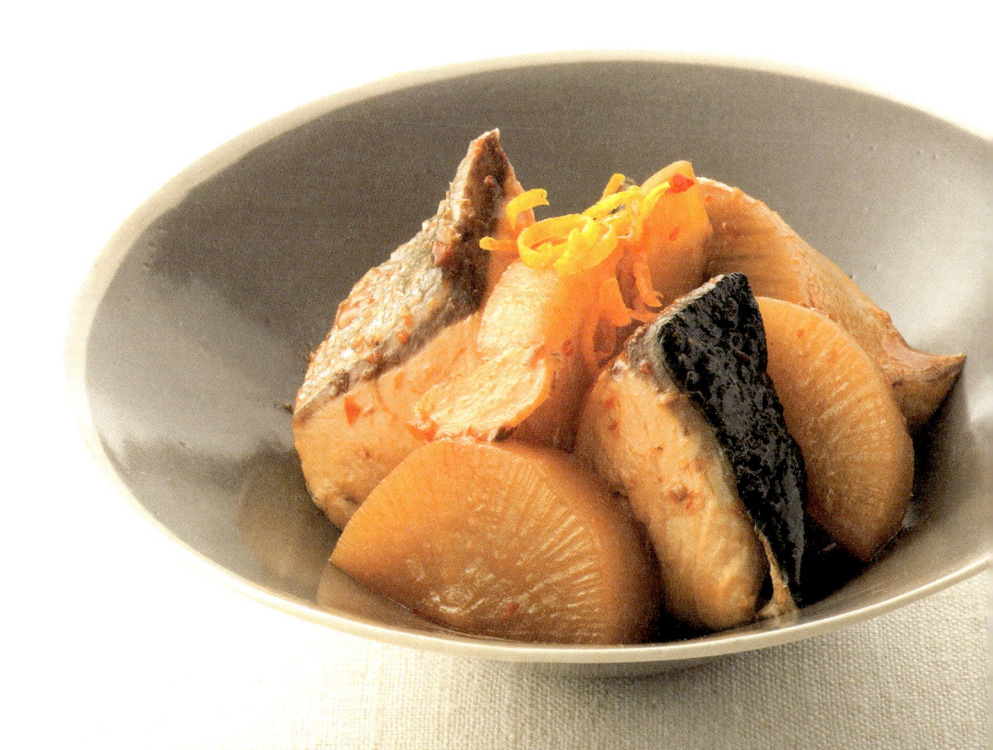

うま味のある辛めのたれが絶品。
その香ばしさに食欲がわいて、体も温まります。
生たら、ぶりなどでも応用できます。

かじきの辛味焼き
しょうがレベル ★★★

◆材料　2人分(1人分245kcal)
かじき……2切れ (200g)
わけぎ……4本 (50g)
サラダ油……大さじ1
［辛味だれ］
しょうが……15g
にんにく……1片 (10g)
豆豉 ＊（トーチ）……大さじ1/2
豆板醤（トーバンジャン）……小さじ1
ごま油……小さじ1
酢……小さじ2
しょうゆ……小さじ2
＊黒大豆を塩や麹などと発酵させた中国食材。

◆作り方
❶しょうが、にんにく、豆豉はあらみじんに切る。ボールにたれの材料を合わせる。
❷かじきは1切れを3つに切る。たれにつけて10分ほどおく。
❸わけぎは好みの長さに切る。
❹フライパンにサラダ油大さじ1/2を温めて、わけぎをさっといため、皿にとり出す。
❺油大さじ1/2をたして、かじきを中火で焼く。両面が焼けたら、残ったたれを加えてざっとからめる。わけぎの上に盛りつける。

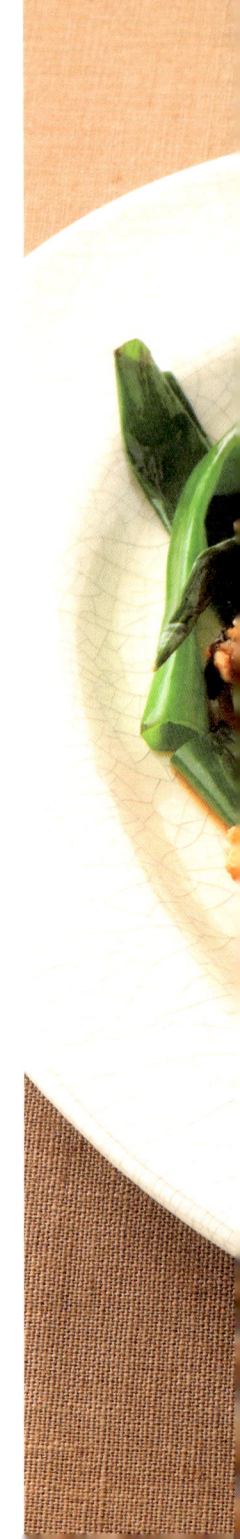

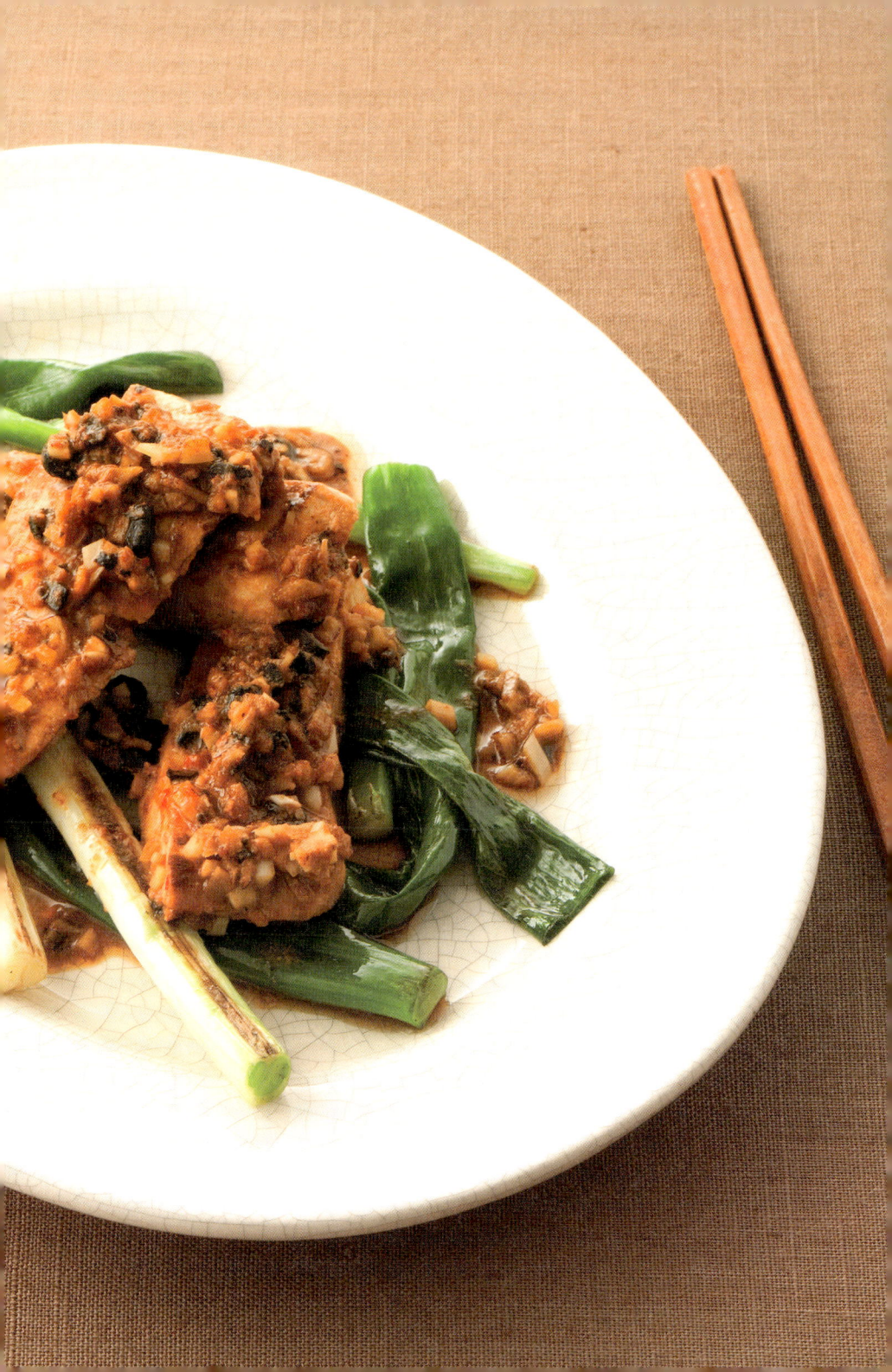

にらやにんにくなど抗酸化力のある食材がたくさん。
体のサビをつくる活性酸素を抑えて、病気や老化を予防します。

フレッシュ生春巻き
しょうがレベル ★★☆

◆**材料** 2人分(1人分103kcal)
ライスペーパー
(直径約15cmのもの)……4枚
豚薄切りもも肉……40g
むきえび……6尾(40g)
しょうが(薄切り)……10g
しその葉……4枚
サラダ菜……4枚
にら……4本(10g)
香菜(シャンツァイ)……小1株(10g)
[たれ]
しょうが(みじん切り)……5g
にんにく(みじん切り)……5g
ニョクマム*(ナンプラー)
　……大さじ1
酢・水……各大さじ1
砂糖……小さじ1
＊塩漬けした魚の発酵調味料。

◆**作り方**
❶むきえびは塩水(水50ml＋塩少々)で洗う。湯100mlをわかしてしょうがを加え、えびをさっとゆでる。厚みを半分に切る。
❷同じ湯で豚肉をゆで、細切りにする。湯は捨て、しょうがはとっておく。
❸しぼったぬれぶきんを広げる。ライスペーパー1枚を水にくぐらせて、ふきんにのせる。具を3回に分けて置きながら巻いていく。まず手前に[しその葉・サラダ菜・豚肉]を重ねてのせ、手前をひと巻きする。[にら(長さを半分に切る)・香菜]を置いて巻き進む。巻き山の上に[しょうが・えび]を並べ、最後まで巻く。4本作る。
❹たれの材料を合わせ、添える。

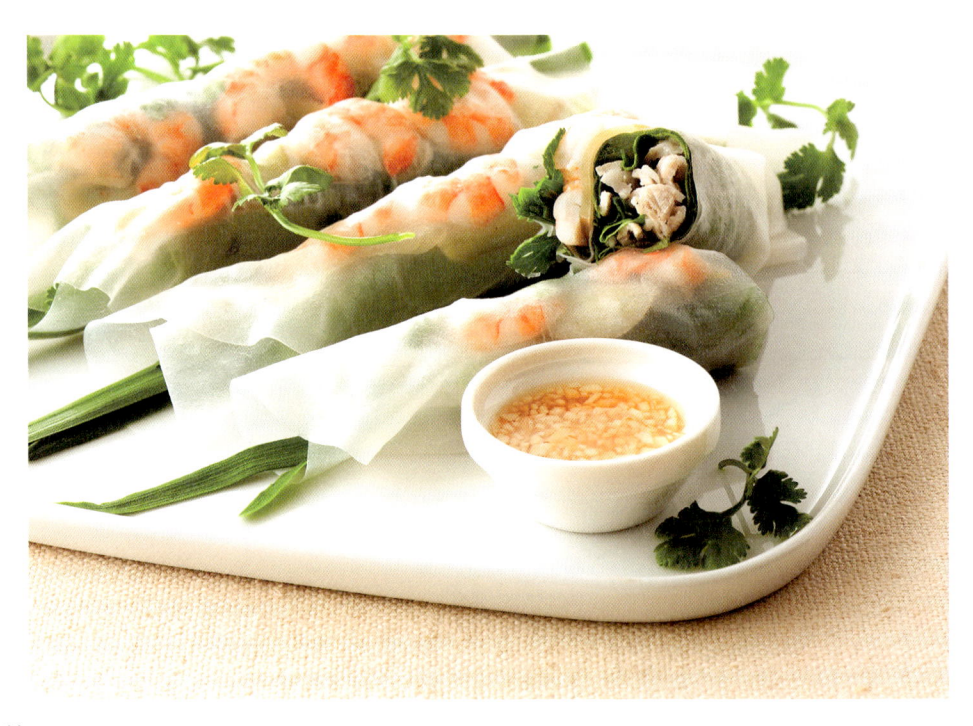

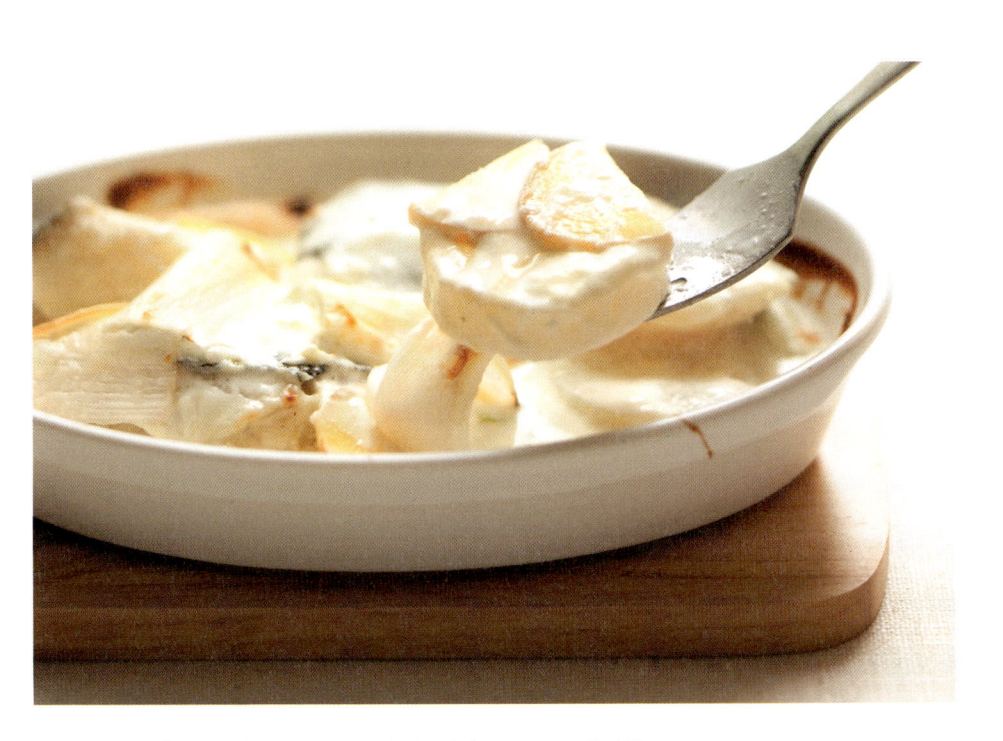

しょうがは香りをいかしています。お好みでめしあがれ。

さらっとしたソースの、さっぱりグラタンです。

白身魚と長いものホワイトグラタン
しょうがレベル ★☆☆

◆材料 2人分（1人分290kcal）
甘塩だら……2切れ（200g）
長いも……240g
ねぎ……1本（100g）
しょうが……10g
スープの素……小さじ1
塩・こしょう……各少々
A｜プレーンヨーグルト
　　……100ml
　　生クリーム……50ml

◆作り方
❶長いもは1cm厚さの輪切りにする。ラップをし、電子レンジで2〜3分加熱してやわらかくする。ねぎは4cm長さに切って縦半分に切る。しょうがは薄切りにする。魚は1切れを4つに切る。
❷耐熱容器に、半量のねぎを敷き、長いもと魚をのせ、残りのねぎを散らす。ところどころにしょうがを差しこむ。
❸スープの素、塩、こしょうをふる。Aを合わせて、かける。
❹240℃のオーブン（ガスオーブン230℃）で約10分焼く。

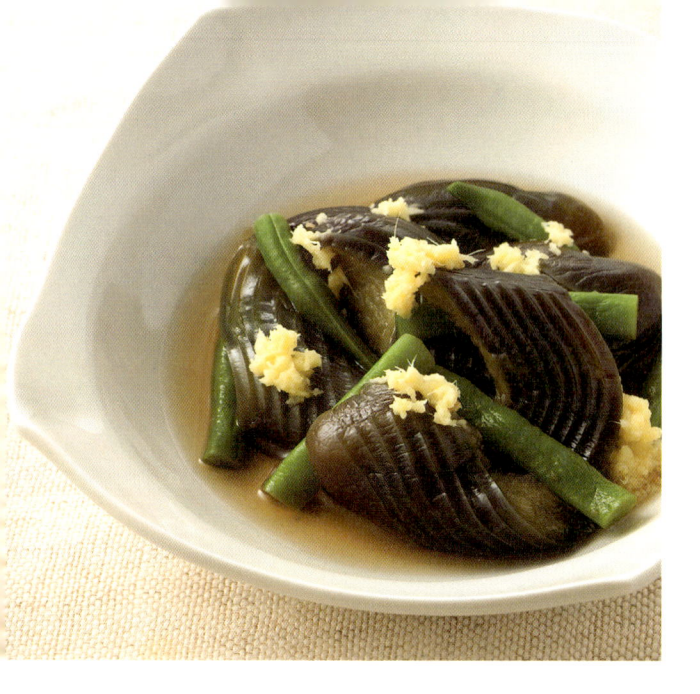

野菜はサラダばかりではなく、うす味の煮ものでとると、ヘルシーで、おなかにも、冷え対策にもベターです。

なすの煮びたし
しょうがレベル ★★☆

◆材料 2人分（1人分25kcal）
なす……2個（140g）
さやいんげん……5本（30g）
しょうが（すりおろす）……10g
A｜めんつゆ（3倍濃縮）
　　……大さじ1
　｜塩……小さじ1/6
　｜水……200ml

◆作り方
❶なすはへたを切りとり、縦半分に切る。厚みの約1/3まで斜めの切りこみを細かく入れ、これを斜め3つに切る。水にさらして水気をきる。
❷いんげんは3〜4cm長さに切る。
❸鍋になすを並べ入れ、Aを加える。落としぶたと鍋のふたをして中火で7〜8分煮る。いんげんを加えて2〜3分煮る。
❹汁ごと盛りつけて、おろししょうがをのせる。

いんげんまたはにんじんを、コリコリと歯ざわりよくいただきます。
シンプルなのにあとをひくおいしさです。

コリコリ野菜のしょうがあえ

しょうがレベル ★★☆

◆ 材料 2人分（1人分いんげん13kcal・にんじん19kcal）
さやいんげん（またはにんじん）……100g
A｜湯……600ml
　｜塩……小さじ1/4
しょうが……10g
だしの素（市販品）…小さじ1/8
塩……少々

◆ 作り方
❶いんげんは3〜4cm長さに切る（にんじんの場合も同じくらいの棒状に切る）。
❷しょうがはあらみじん切りにして、ボールに入れる。だしの素を加える。
❸Aの湯をわかして塩を加え、いんげん（にんじん）をややかためにゆでる。水気をよくきり、②に入れてあえる。味をみて塩をふる。10分ほどおいて味をなじませる。

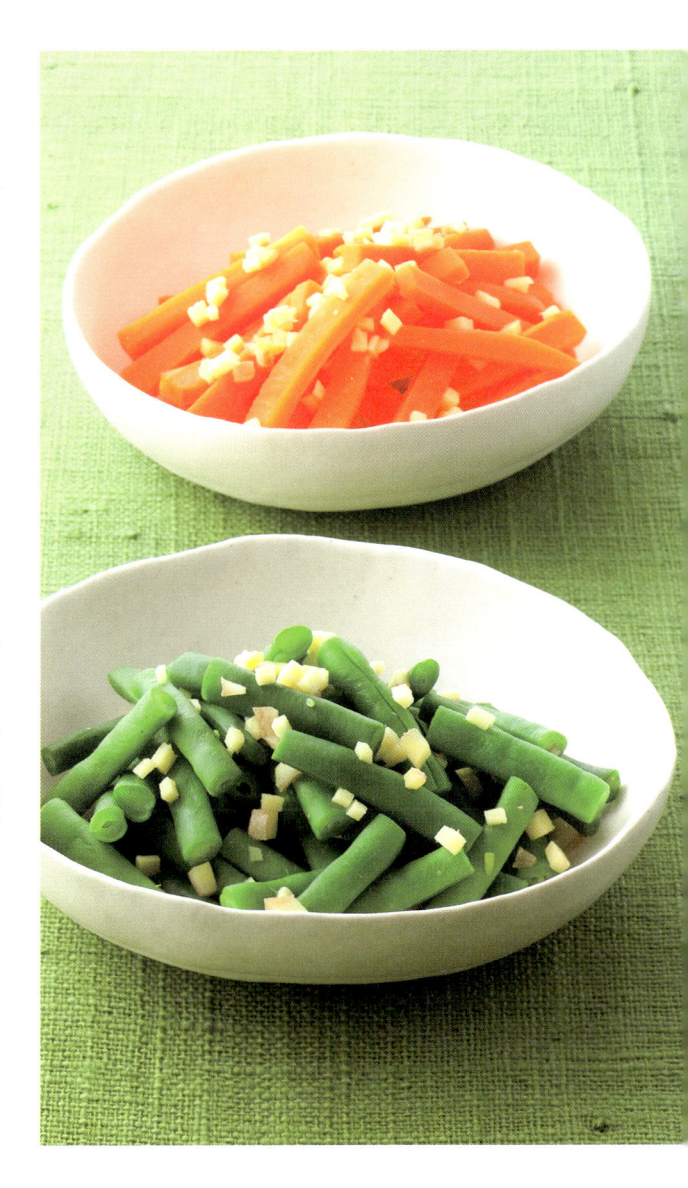

しょうがじょうゆをからめて焼きあげて、
おろししょうがをオン。
ボリューム満点で酒の肴はもちろん、
おかずにもなります。

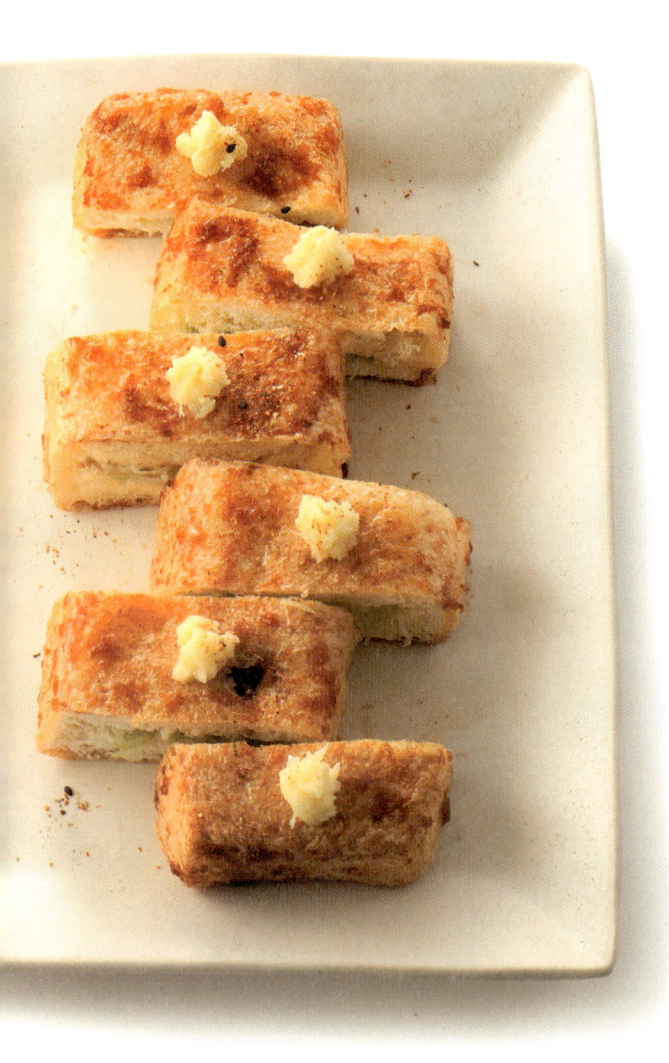

栃尾揚げの
ねぎしょうが焼き
しょうがレベル ★★☆

◆材料 2人分（1人分241kcal）
栃尾揚げ*……1枚（140g）
ねぎ……10cm
しょうが……10g
A｜しょうゆ……大さじ1
　｜みりん……大さじ1/2
（好みで）
七味とうがらし……少々

＊新潟県の栃尾名物のジャンボ油揚げ。厚揚げやふつうの油揚げでも応用できる。

◆作り方

❶しょうがはすりおろす。半量を薬味用にとりおき、残りをAと合わせる。

❷ねぎは小口切りにする。栃尾揚げはまん中で半分に切り、切り口の中央に切りこみを入れて袋状にし、ねぎを詰める。

❸フライパンに栃尾揚げを入れて弱火にかけ、カリッと焼き色がつくまで両面を焼く。しょうが入りのAを加えてからめる。食べやすく切って盛りつけ、しょうがをのせる。七味をふる。

冷え予防なら、冷奴より温どうふ。

材料は同じでも、

食べたあとの体温は違ってきます。

くずしどうふのピリリ
しょうがレベル ★★☆

◆材料 2人分(1人分137kcal)
とうふ＊……1丁(300g)
ねぎ……10cm
しょうが……10g
ごま油……大さじ1/2
A｜だし……100ml
　｜しょうゆ……小さじ1
　｜みりん……小さじ1
　｜塩……少々
　｜かたくり粉……大さじ1/2
黒粒こしょう……少々
＊もめんでも絹ごしでもお好みで。

◆作り方
❶ねぎ、しょうがはあらみじん切りにする。
❷Aは合わせる。
❸深めのフライパンにごま油と①を入れて軽く温める。とうふを加え、あらくずしながら中火で1〜2分いためる。
❹Aをよく混ぜてから③に加える。大きく混ぜて、とろみがついたら火を止める。盛りつけ、粒こしょうをあらくつぶしてふる。

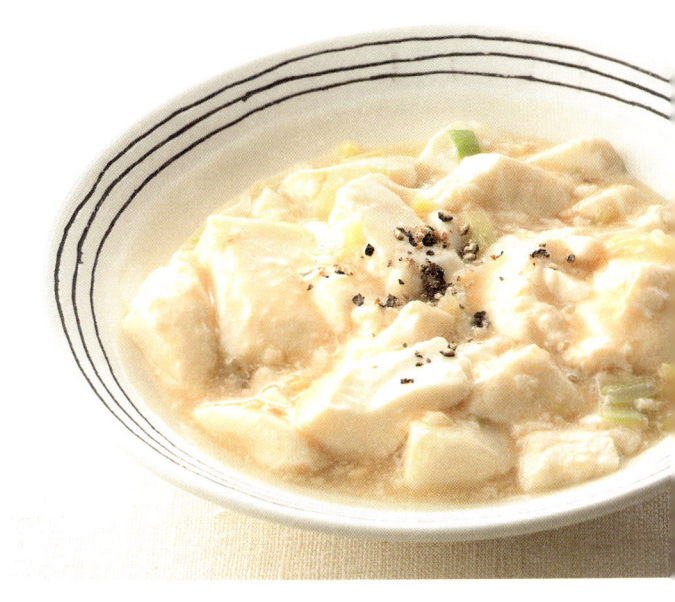

辛味がおだやかな新しょうがや谷中しょうがは、
混ぜごはんにしたり、天ぷらにしたりするのがおすすめ。
紅しょうがは彩りを楽しめます。

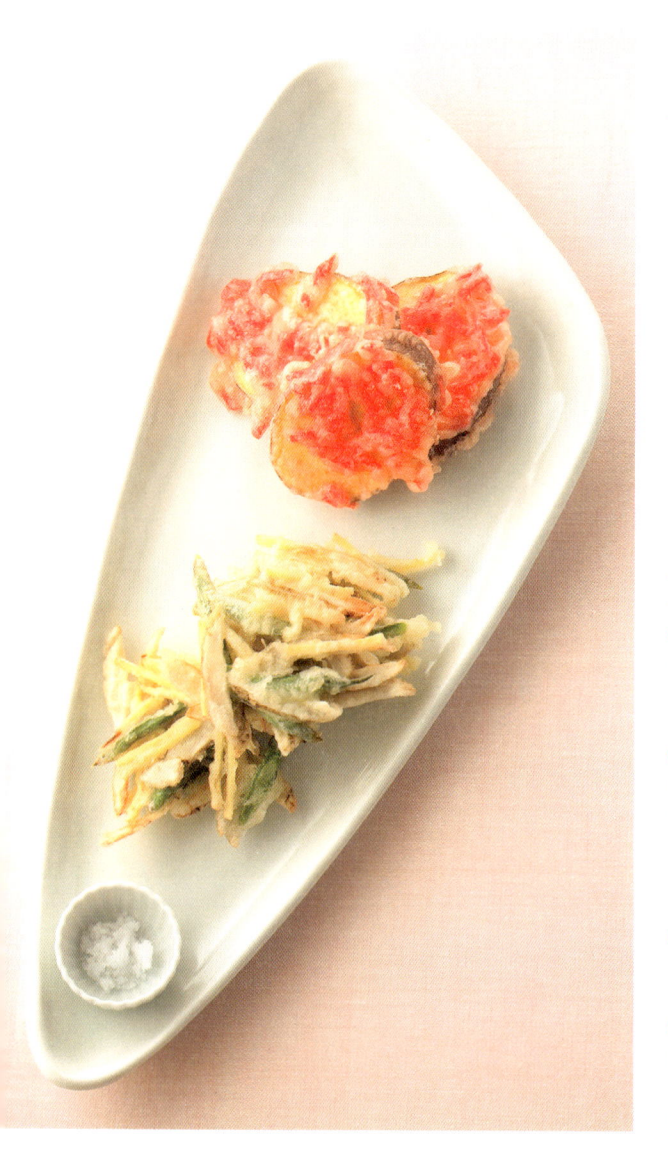

しょうが天
しょうがレベル ★★☆

◆ 材料 2人分(1人分496kcal)
揚げ油……適量
[いも天]
さつまいも……小1本 (150g)
紅しょうが……30g
[かき揚げ]
ごぼう……50g
さやいんげん……4本
新しょうが(せん切り)…20g
[天ぷら衣]
天ぷら粉……70g(約カップ3/4)
塩……少々
冷水……約80ml*
＊水の量は天ぷら粉の商品の表示に従う。

◆ 作り方
❶さつまいもは皮つきのまま5mm厚さの輪切りにし、水にさらして水気をきる。紅しょうがはあらみじん切りにする。
❷ごぼうは縦半分、斜め薄切りにして水にさらして水気をきる。いんげんは斜め薄切りに。ボールに入れ、新しょうがも加える。天ぷら粉のうち大さじ1を加えて混ぜる。
❸残りの天ぷら粉に塩、冷水を混ぜて天ぷら衣を作る。半量を②に加えて混ぜる。
❹揚げ油を低温(150〜160℃)に熱し、かき揚げの具を6つに分けて揚げる。残った天ぷら衣に①を加えてからめ、揚げる。

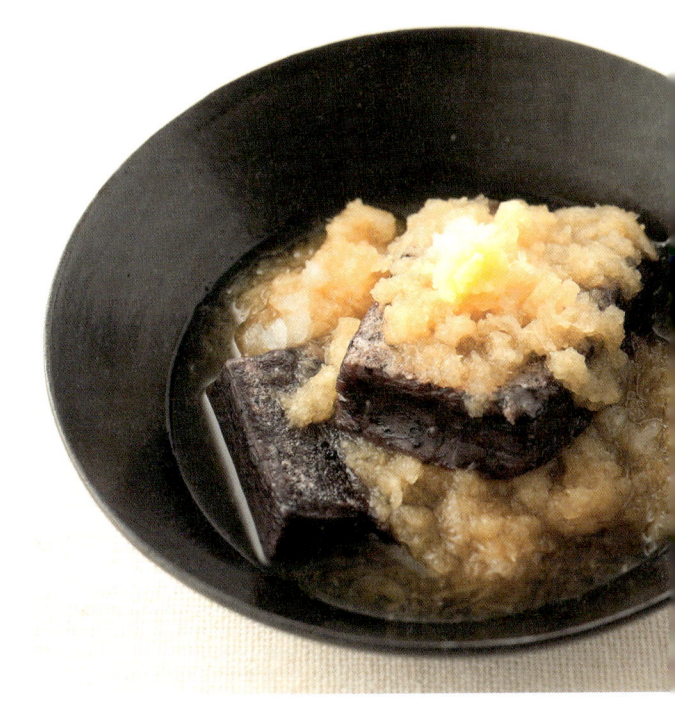

しょうがとだいこんのすりおろしを、さっと煮て。

からみもちより食べやすく、体も温まります。

煮すぎないのがおいしく作るコツです。

あったか生姜おろしもち

しょうがレベル ★☆☆

◆材料 2人分(1人分284kcal)
もち＊……4個
だいこん……300g
しょうが……10g
A│しょうゆ……大さじ1
　│みりん……大さじ1
＊写真は黒米のもち。

◆作り方
❶もちはオーブントースターかフライパンで焼く。
❷だいこんはすりおろす（汁も使う）。しょうがもすりおろし、しょうがは盛りつけ用を少しとり分けておく。
❸鍋に②とAを入れて強火にかける。煮立ったら、もちを加え、さっと温めて火を止める。
❹盛りつけて、しょうがをのせる。

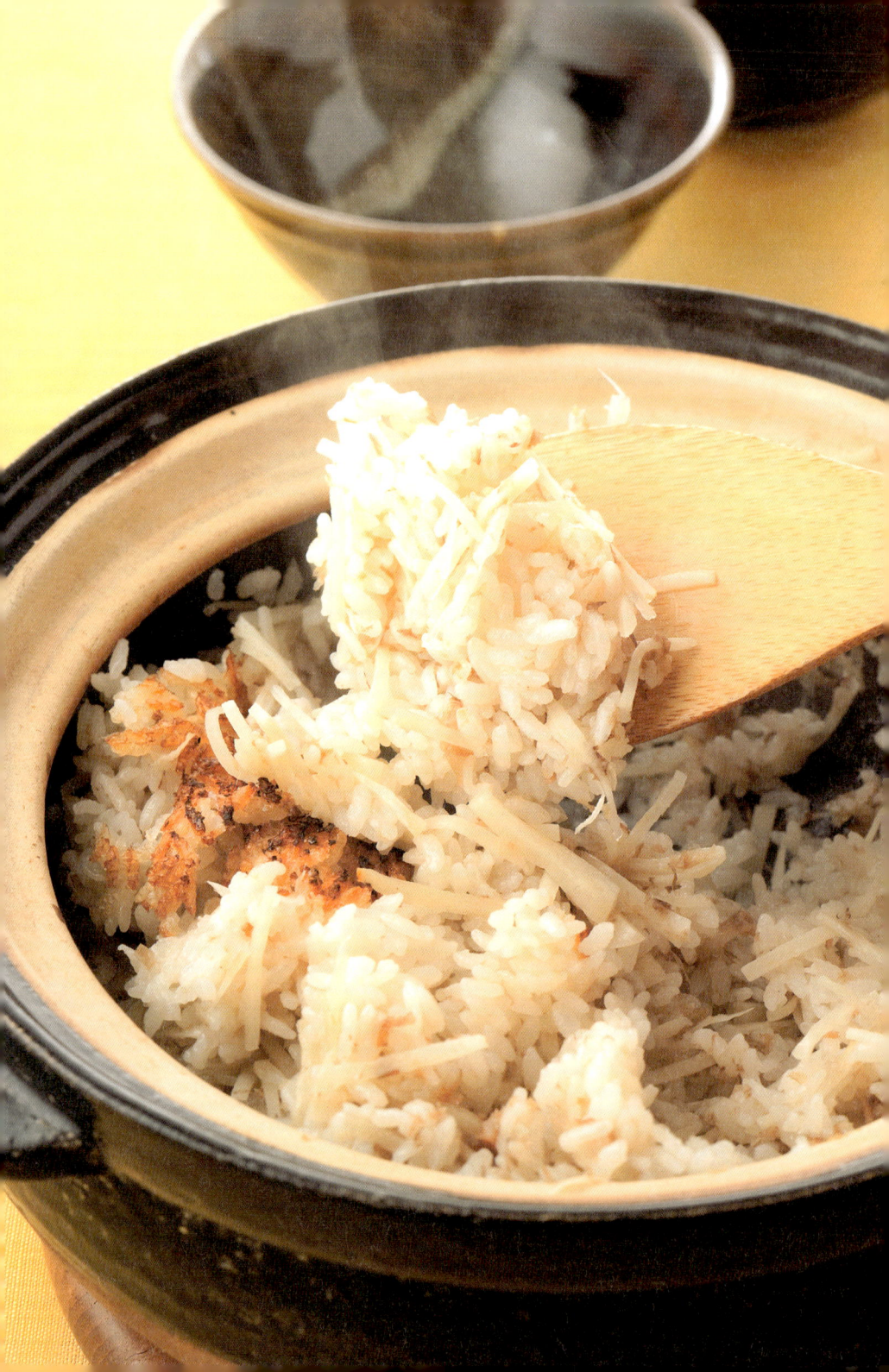

しょうがが胃腸をいたわり、食欲がわいてきます。
新しょうがの時季におすすめですが、
ひねしょうがでも作れます。

しょうがごはん

しょうがレベル ★★☆

◆**材料** 4人分（1人分278kcal）
米……米用カップ2
　（360ml・300g）
水……430ml
　（米容量の1.2倍量）
新しょうが……80g
けずりかつお……1パック（5g）
A｜しょうゆ……小さじ1
　｜塩……小さじ1/6

◆**作り方**
❶米はとぎ、分量の水につけて30分以上おく。
❷新しょうがは2〜3cm長さの太めのせん切りにする（ひねしょうがの場合は、40gにし、細めに切る）。
❸①に、しょうが、けずりかつお、Aを加えて炊飯器で炊く。

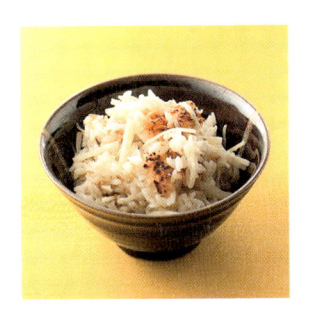

［厚手の鍋で炊く場合］
❶中火にかける。10分くらいかけて沸とうさせ、沸とうを4〜5分続ける。
❷ごく弱火にして約15分炊く。
❸最後に5秒強火にし、火を止める。15分むらす。

［土鍋で炊く場合］
❶中火にかける。
❷沸とうして蒸気がふたの穴から出てきたら、ごく弱火にして約20分炊く。
❸最後に5秒強火にし、火を止める。15分むらす。

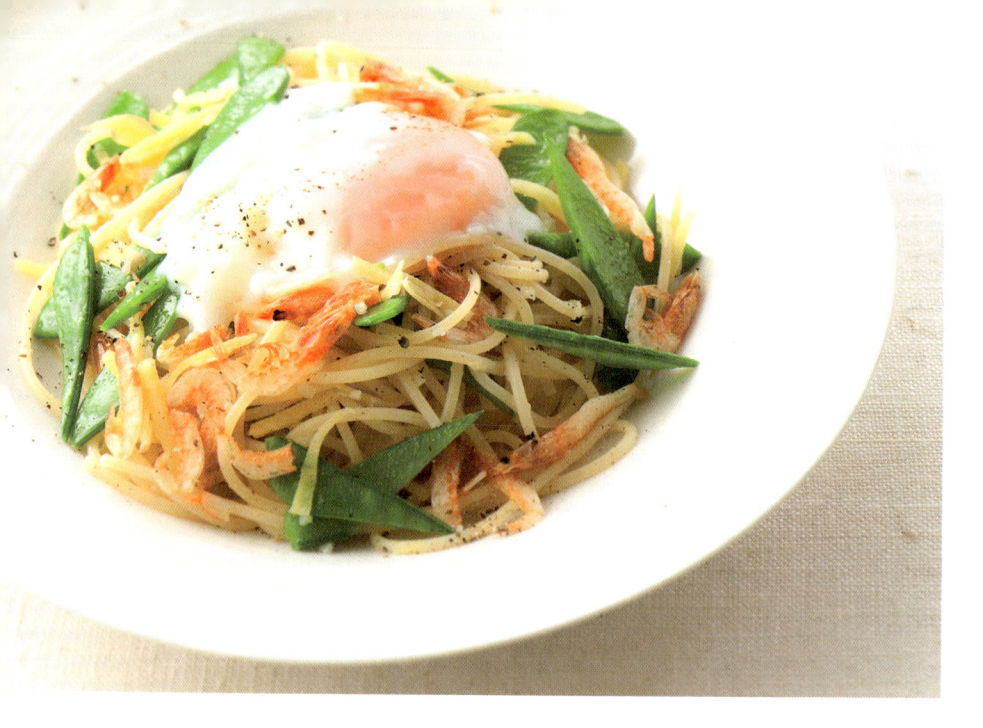

パスタにもしょうがは合います。

味だしに桜えびを使って、和風のさっぱりした味つけにしてみました。

桜えびのしょうがパスタ
しょうがレベル ★★☆

◆**材料** 2人分(1人分443kcal)
スパゲティ……160g
(湯……2ℓ　塩……大さじ1)
桜えび……10g
さやえんどう……50g
温泉卵……2個
オリーブ油……大さじ1/2
A｜しょうが(せん切り)…20g
　｜にんにく(みじん切り)
　｜　……10g
B｜スパゲティのゆで湯
　｜　……大さじ2
　｜酒……大さじ2
塩・黒こしょう……各少々

◆**作り方**
❶鍋に分量の湯をわかし、塩を入れる。スパゲティをゆではじめる。
❷さやえんどうは筋をとり、斜め半分に切る。Aを用意する。
❸ゆであがりに合わせて、フライパンにオリーブ油とAを入れて、弱火で軽くいため、桜えびとさやえんどうを加えてさっといためる。ゆでたてのスパゲティとBを加えてひと混ぜし、味をみて塩をふる。
❹盛りつけて、温泉卵をのせ、こしょうをふる。

食べていくうちに汗が出てくるはず。しょうがの量はお好みですが、意外なほどたくさん食べられます。

豚しょうが焼きそば

しょうがレベル ★★★

◆材料 1人分（526kcal）
豚薄切りもも肉……50g
A │ しょうゆ……小さじ1/2
　│ かたくり粉……小さじ1/2
しょうが
　……25〜50g（お好みで）
ねぎ……10cm
中華蒸しめん……1人分
サラダ油……大さじ1/2
B │ オイスターソース
　│ 　……小さじ1
　│ 酒……小さじ2
　│ 塩・こしょう……各少々

◆作り方
❶豚肉は細切りにし、Aをもみこむ。
❷しょうがはせん切りにする。ねぎは5cm長さのせん切りにする。
❸フライパンに油を温め、豚肉をいためる。肉の色が変わったら、②を加えていためる。
❹しょうががしんなりしたら、めんを加えてほぐしていため、Bを加えて調味する。

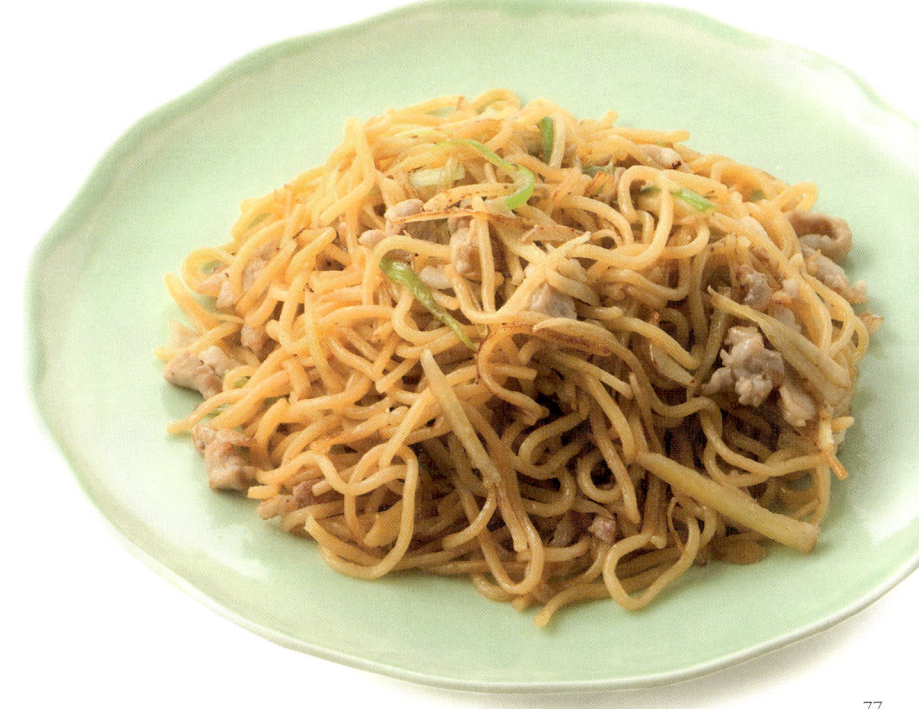

風味づけにしょうがをたくさん使いますが、食べません。
肉のコラーゲンや野菜のエキスがスープにたっぷり、
そしてうれしい低カロリー。

かんたん薬膳スープ
しょうがレベル ★★★

◆材料 2人分(1人分205kcal)
とり手羽先……4本(200g)
塩……小さじ1/2
しょうが……40g
ねぎ……1本
にんにく……大1片(15g)
白菜……200g
だいこん……150g
A | 水……700ml
  | 酒……50ml
塩……少々
クコの実・松の実……各大さじ1

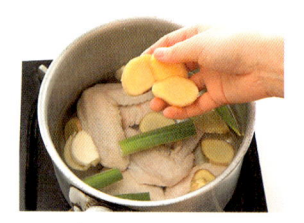

◆作り方
❶手羽先はよく洗う。水気をふいて、塩小さじ1/2をもみこみ、5分ほどおく。
❷しょうがは薄切りにする。ねぎの緑の部分と、にんにくを包丁の腹で押しつぶす。
❸鍋に①、②、Aを入れて強火にかける。アクをとり、ふたをして弱火で約20分煮る。
❹白菜はざく切り、だいこんは1cm厚さの半月切り、ねぎの白い部分は3cm長さに切る。これらを③に加え、さらに20分煮る。
❺塩で味をととのえ、クコの実と松の実を加えてさっと煮る。

しょうがで、とりのくさみもとれます。

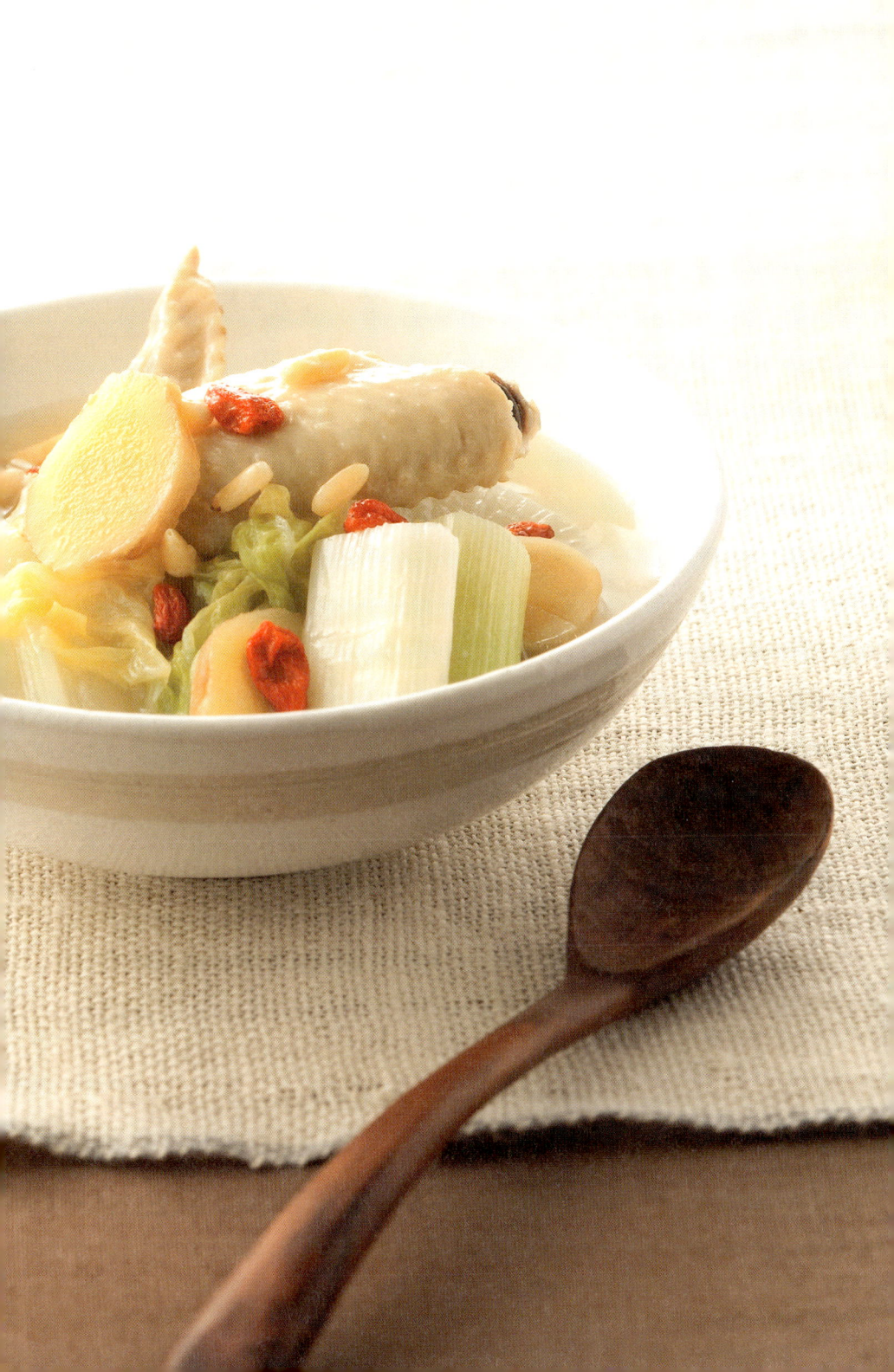

ダブル使いのしょうがで、体はほかほか。

具だくさんなので、多めに作ってたっぷり食べたい。

この豚汁とごはんで充分です。

しょうがの豚汁
しょうがレベル ★★☆

◆**材料** 4人分(1人分172kcal)
豚薄切りばら肉……100g
だいこん……100g
にんじん……1/4本（50g）
さといも……小2個（100g）
ごぼう……40g
ねぎ……20g
しょうが……30g
こんにゃく（アク抜きずみ）
　……50g
だし……600ml
酒……大さじ1
みそ……大さじ3（50g）
ごま油……大さじ1/2

◆**作り方**
❶だいこん、にんじんは3～4mm厚さのいちょう切りに、さといもは5mm厚さの半月切りにする。ごぼうはささがきにして、水にさらして水気をきる。
❷ねぎは小口切りに、しょうがは20gをせん切りにし、残りはすりおろす。こんにゃくはスプーンで小さくちぎる。豚肉は3cm幅に切る。
❸鍋にごま油を温め、せん切りしょうが、豚肉、①とこんにゃくの順に加えながらいためる。
❹だしを加える。アクをとり、ふたをして中火で10分ほど煮る。
❺最後にねぎ、酒、みそを加える。盛りつけ、おろししょうがをのせる。

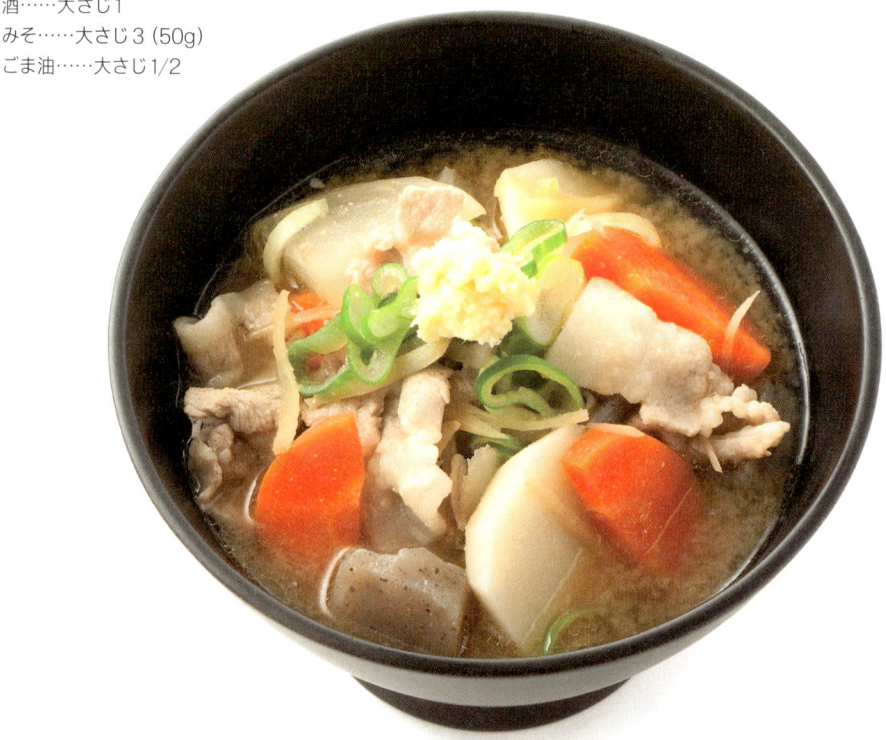

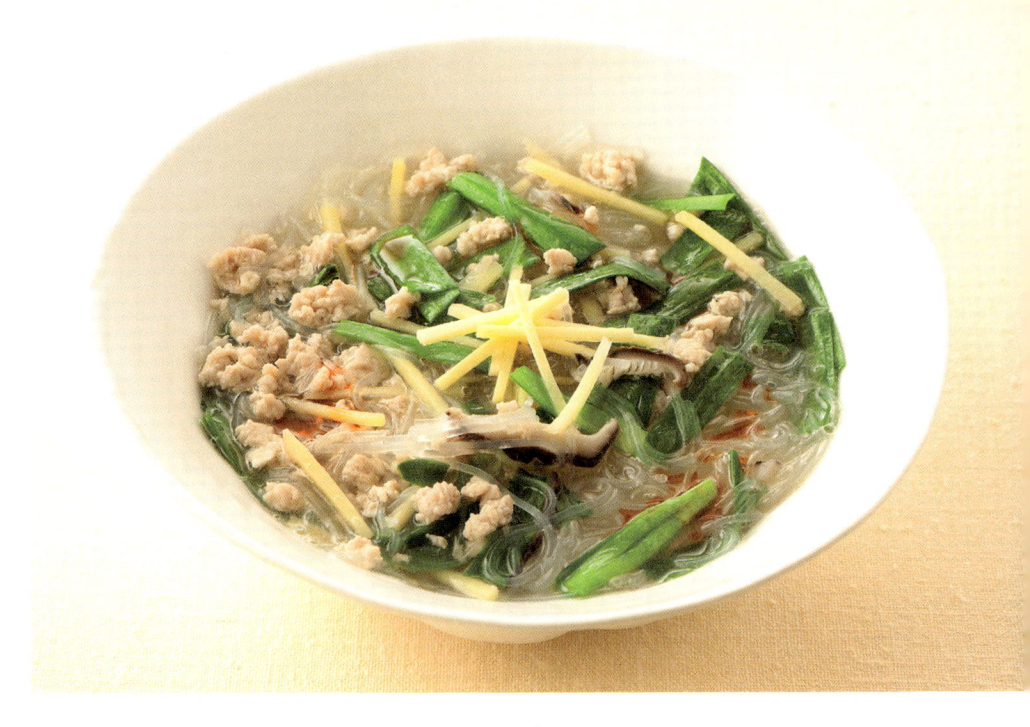

消化がよくてカロリーひかえめ、しかも体が温まります。
夜遅く、疲れて帰った日の食事にもおすすめです。

具だくさんはるさめスープ
しょうがレベル ★★☆

◆材料 2人分（1人分237kcal）
はるさめ……60g
とりひき肉……100g
干ししいたけ……2個
にら……1/3束（30g）
しょうが……20g
サラダ油……大さじ1/2
A｜水……500ml
　｜スープの素……大さじ1/2
　｜酒……大さじ1
　｜塩……小さじ1/4
　｜こしょう……少々
ラー油……適量

◆作り方
❶干ししいたけは水100ml（材料外）でもどし、細切りにする。もどし汁はとっておく。
❷はるさめは熱湯で表示どおりにもどして、食べやすい長さに切る。にらは3cm長さに切る。しょうがはせん切りにし、盛りつけ用に少量とり分けておく。
❸鍋に油を温め、しょうがとひき肉を中火でいためる。肉の色が変わったら、しいたけを加えて軽くいため、Aと①のもどし汁を加える。
❹沸とうしたら、はるさめとにらを加えてさらに1～2分煮る。盛りつけ、ラー油をかけ、しょうがをのせる。

しょうがの勉強3 ✿ 保存

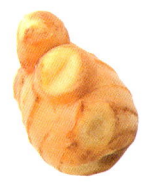

買うときの目利き
ひねしょうがは、貯蔵中にしめり気が必要なので、店でも、ややしめった状態で売られています。切り口を見て、黄色がかった白っぽいものならよい状態ですが、低温障害などでいたんでいると、やや赤味を帯びて水がしみこんだかんじです。また貯蔵中に温度が高かった場合は、芽が出ていることも。

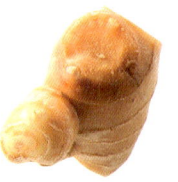

<よいもの> <いたんでいるもの>

しょうがの保存
<冷暗所と冷蔵>しょうがは低温に弱く、産地では約14℃で長期保存します。家庭では適温の場所もなく、量も少ないですから、ラップに包んで冷蔵庫の野菜室に。ですが、しょうがにとっては低温なので、もちは10日くらいです。
<焼酎で保存>焼酎少々をふりかけておくといく分長もちします(冷蔵庫で2〜3週間)。しょうがは洗って水気をよくふいてから、小分けします。煮ものやいためものに。

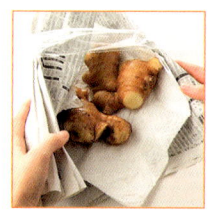

<冷暗所>
しめらせた状態で、ペーパータオルと新聞紙で包んでポリ袋に入れる。密閉せずに涼しい場所に置く。

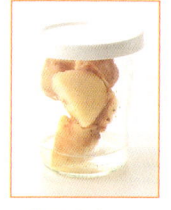

<焼酎で保存>
びんに、しょうがと焼酎を約1cm深さ入れて密閉し、時々ふり混ぜて冷蔵。

便利な冷凍保存
いろいろな形で冷凍保存でき、1か月はもちます。かたまりで冷凍したものは、繊維がやわらかくなるため、すりおろすのがとてもらくです(凍ったまますりおろす)。切ったもの、おろしたものの冷凍も便利。凍ったまま煮ものなどに使えます。また、解凍するとやや色が悪くなりますが、薬味にも使えます。

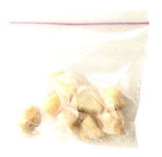

<1かけずつ>
おろし用などに

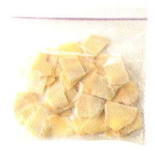

<薄切り・せん切り>
煮ものなどに

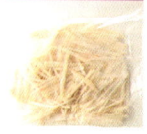

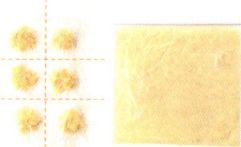

<おろししょうが>
小分けしてラップにはさみ、凍ったら切る。袋に薄い板状に入れて冷凍し、折って使う。

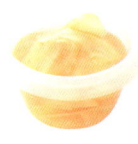

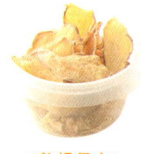

残ったしょうがをむだなく使う
<甘酢漬け>味は変わりますが、甘酢漬け(→p.92)にすれば長くむだなく使えます。
<乾燥保存>煮ものやドリンクに使うなら、薄切りにしたものを干して乾燥させておくと重宝します(→ドライしょうがp.100)。

<甘酢漬け> <乾燥保存>

しょうが Life

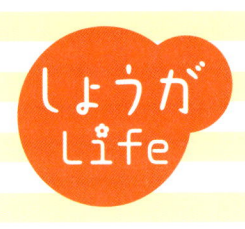

しょうがの手づくり

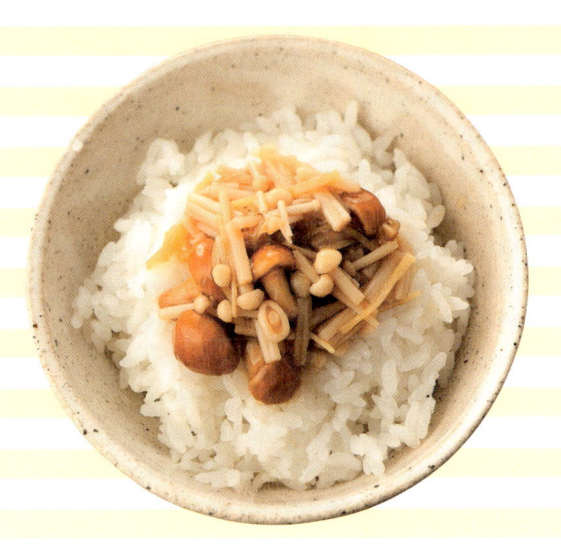

ごはんに合うおかずがたくさんあります。
おいしい飲みものや、おやつもできます

ごはんの友

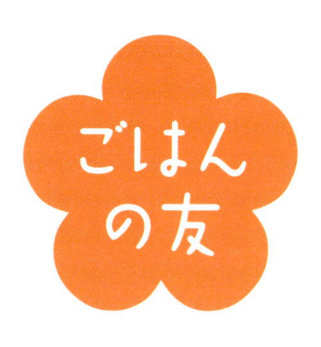

こんぶと干ししいたけのうま味を加え、酒の肴にもなる一品です。
しょうがはそのままだととても辛いので、一度ゆでこぼしてから作ります。

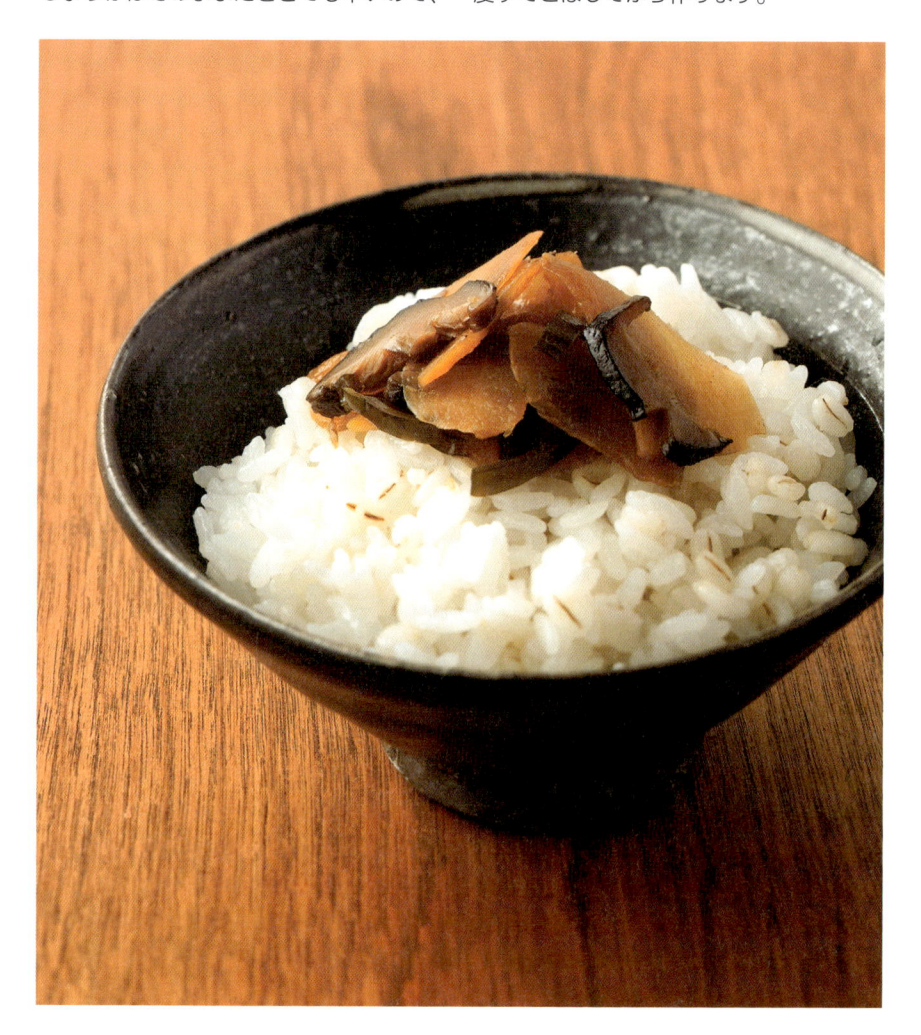

生姜の佃煮
しょうがレベル ★★★

◆ 材料　作りやすい分量（全量で90kcal）
しょうが……100g
干ししいたけ……1～2個（5g）
こんぶ……3cm
水……200ml
A｜砂糖……大さじ1
　｜しょうゆ……大さじ1～1・1/2
　｜酒……大さじ1

◆ 作り方

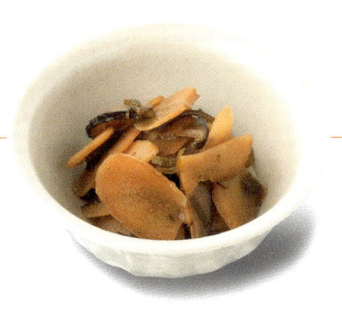

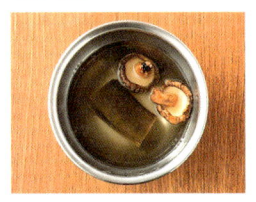

❶干ししいたけとこんぶは分量の水につけてもどす。

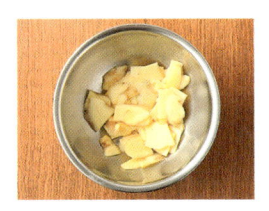

❷しょうがは、食べやすい大きさの薄切りにする。塩少々（材料外）をふってもみ、5分おく。水で洗って水気をきる。

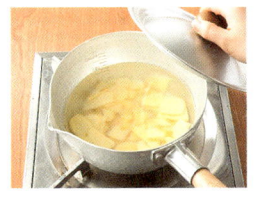

❸鍋にしょうがとかぶるくらいの水を加え、ふたをして弱めの中火で20分ゆでる。途中で水がたりなくなったらたす。

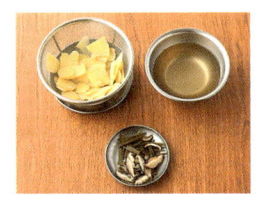

❹しょうがをざるにとり、さっと水洗いして水気をきる。①のしいたけとこんぶは細く切り、もどし汁はとりおく。

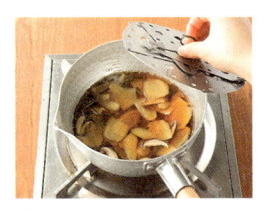

❺鍋に、④を入れ、Aを加えて火にかける。落としぶたをする（鍋ぶた不要）。

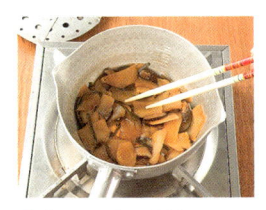

❻沸とうしたら弱火にして、時々混ぜながら、煮汁がなくなるまで20分ほど煮る。（冷蔵で約1週間保存可能）

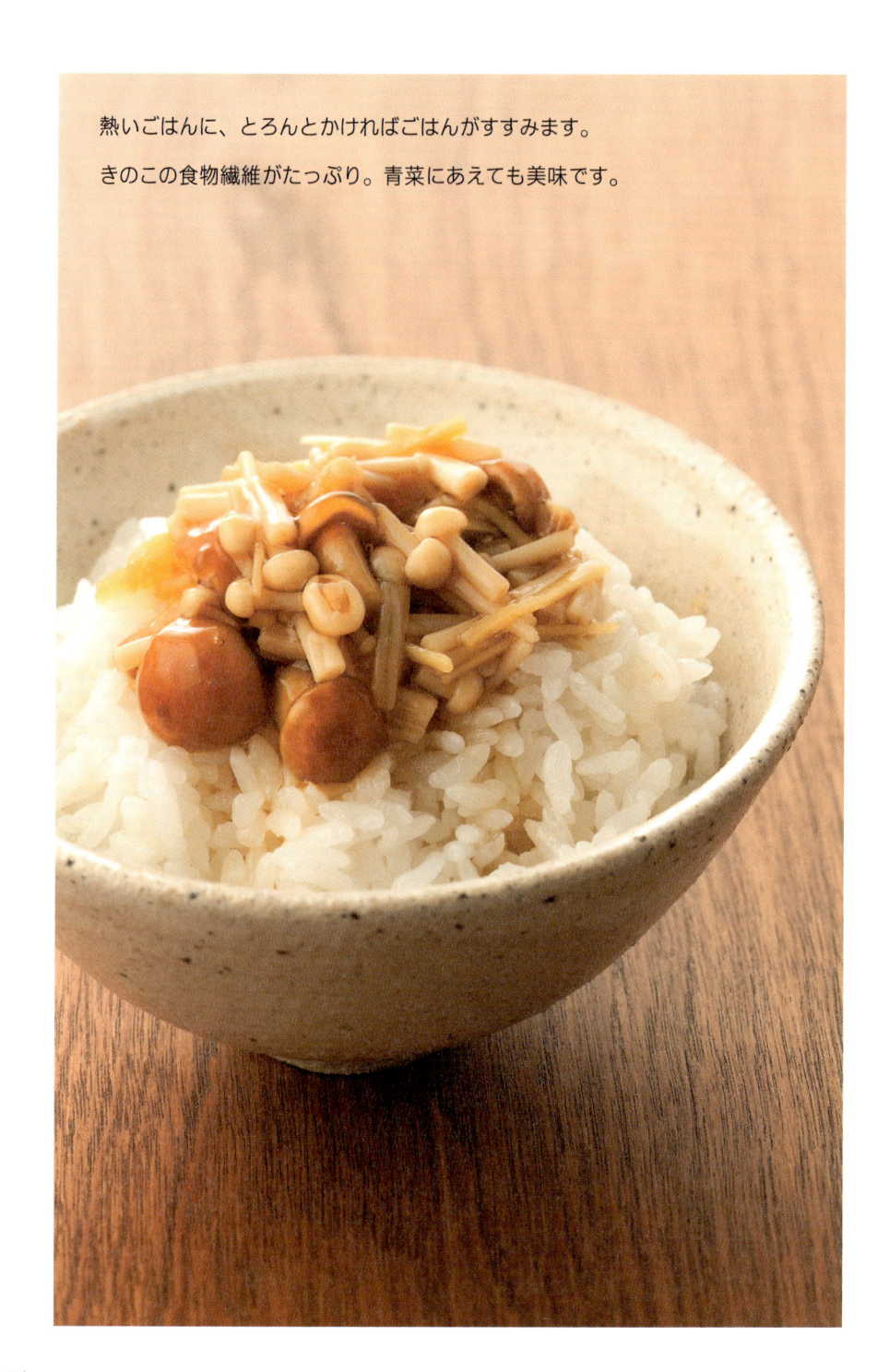

熱いごはんに、とろんとかければごはんがすすみます。
きのこの食物繊維がたっぷり。青菜にあえても美味です。

自家製生姜なめたけ

しょうがレベル ★★☆

◆ **材料** 作りやすい分量（全量で215kcal）

なめこ……1袋（100g）
えのきだけ……2袋（200g）
しょうが……30g
A｜砂糖……大さじ1
　｜酒……大さじ2・1/2
　｜みりん……大さじ2・1/2
　｜しょうゆ……大さじ2・1/2
　｜酢……小さじ1
　｜こんぶ……3cm角1枚

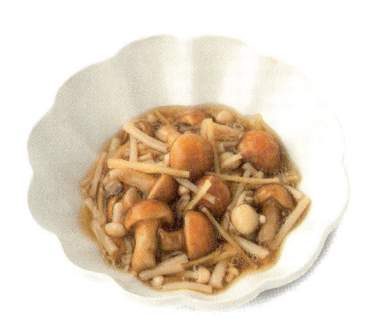

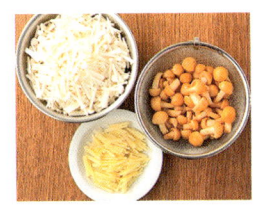

◆ **作り方**

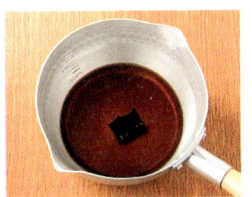

❶鍋にAを合わせておく。

❷なめこはざっと洗って水気をきる。えのきだけは根元を落としてほぐし、2cm長さに切る。しょうがはせん切りにする。

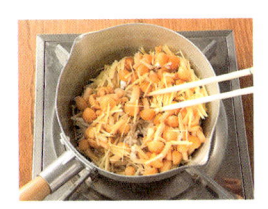

❸①にきのことしょうがを入れて、弱めの中火にかける。時々混ぜながら加熱する。

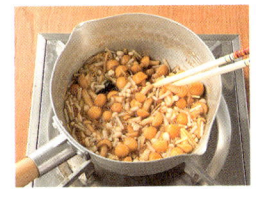

❹煮立ったらそのまま約4分、混ぜながら煮る。さめるととろみが強くなってくる。（冷蔵で3〜4日保存可能）

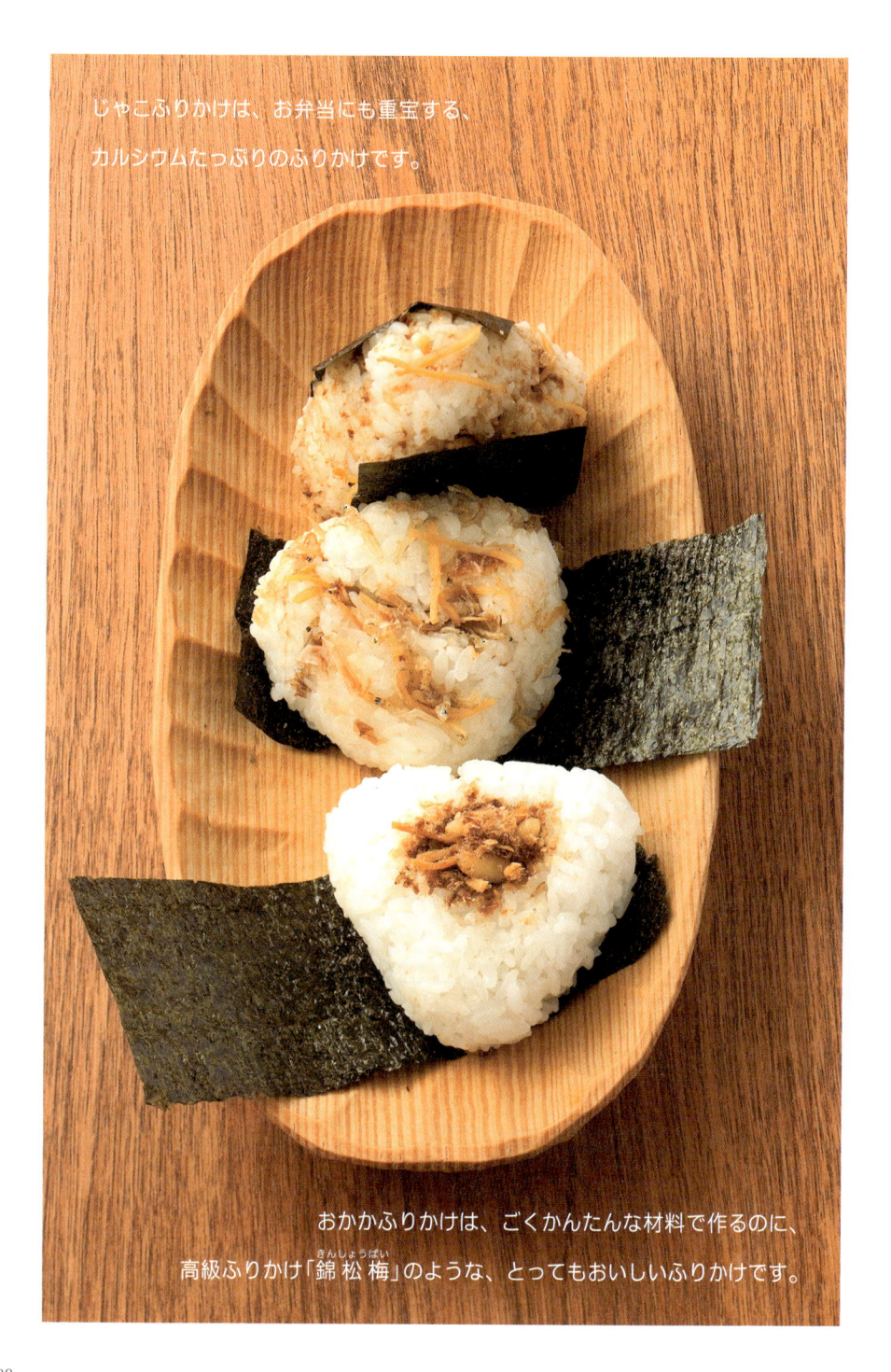

じゃこふりかけは、お弁当にも重宝する、
カルシウムたっぷりのふりかけです。

おかかふりかけは、ごくかんたんな材料で作るのに、
高級ふりかけ「錦松梅(きんしょうばい)」のような、とってもおいしいふりかけです。

生姜じゃこふりかけ

しょうがレベル ★★☆

◆ 材料　作りやすい分量
（全量で330kcal）
ちりめんじゃこ……60g
しょうが（せん切り）……30g
けずりかつお……5g
ごま油……大さじ1/2
A｜しょうゆ……大さじ1
　｜みりん……大さじ1

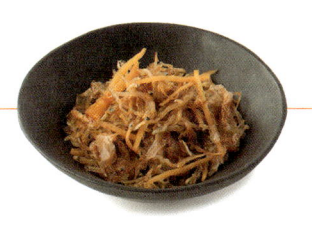

◆ 作り方

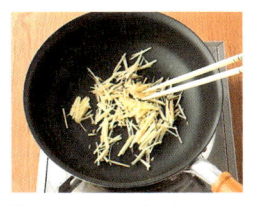

❶フライパンにごま油を温め、しょうがを弱めの中火で1～2分いためる。

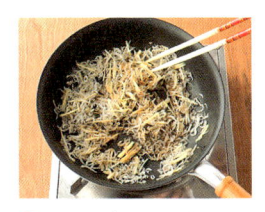

❷じゃこを加えて、さっといため、Aを加えて汁気がなくなるまでいためる。

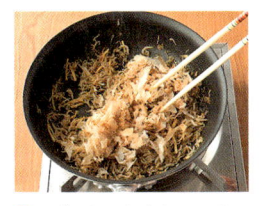

❸けずりかつおを加えてさっと混ぜ、火を止める。（冷蔵で約1週間保存可能）

生姜おかかふりかけ

しょうがレベル ★★☆

◆ 材料　作りやすい分量
（全量で340kcal）
しょうが（せん切り）……25g
けずりかつお*……25g
A｜ごま……大さじ2
　｜松の実……大さじ2
B｜しょうゆ……大さじ1
　｜みりん……大さじ1
　｜酢……大さじ1/2
　｜酒……大さじ1/2

＊小パックに入ったものではなく、大袋入りの大きくて薄いけずりかつお（花かつお）。

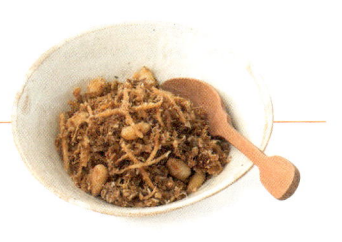

◆ 作り方

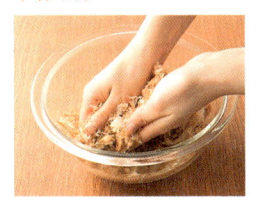

❶けずりかつおは電子レンジで約1分加熱する（ラップなし）。手でもんで細かくする。

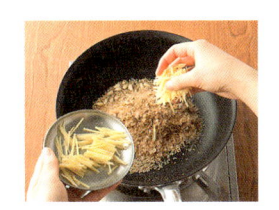

❷Aをフライパンに入れ、弱火で軽くいる。①、しょうが、Bを加え、弱火で混ぜながら加熱する。

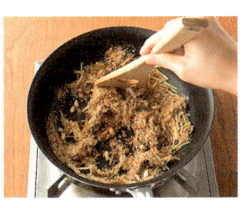

❸水分が少なくなりパラパラとしてきたらできあがり。（冷蔵で約1週間保存可能）

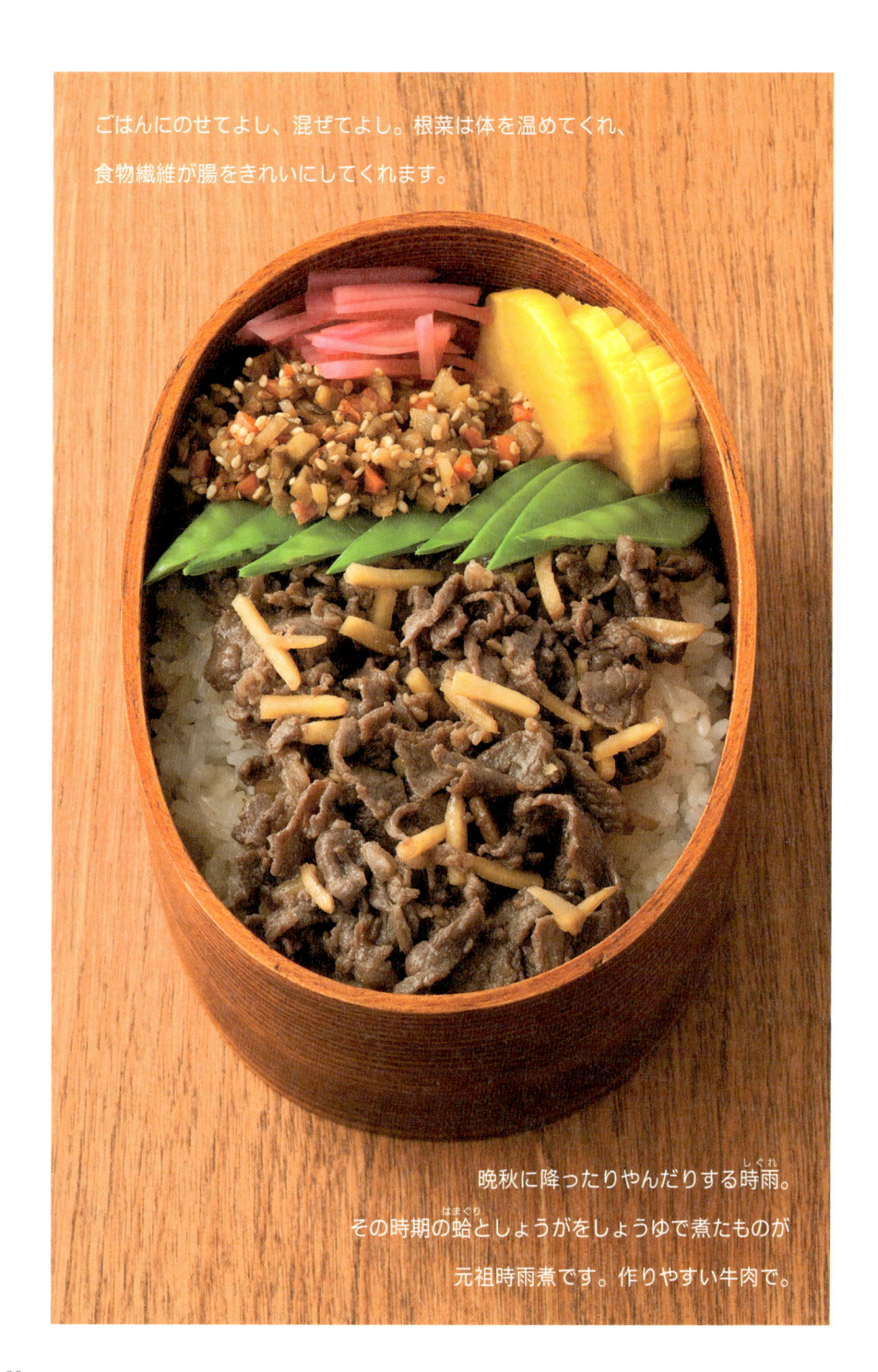

ごはんにのせてよし、混ぜてよし。根菜は体を温めてくれ、
食物繊維が腸をきれいにしてくれます。

晩秋に降ったりやんだりする時雨(しぐれ)。
その時期の蛤(はまぐり)としょうがをしょうゆで煮たものが
元祖時雨煮です。作りやすい牛肉で。

生姜きんぴら
しょうがレベル ★★★

◆ 材料　作りやすい分量
（全量で256kcal）
しょうが……40g
ごぼう……60g
にんじん……30g
白いりごま……大さじ2
ごま油……大さじ1/2
A｜しょうゆ……大さじ1強
　｜酒……大さじ1
　｜みりん……大さじ1/2
　｜はちみつ……大さじ1/2

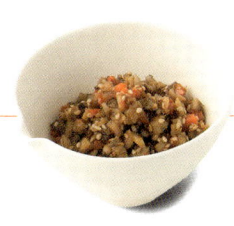

◆ 作り方

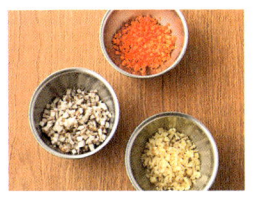

❶ しょうが、ごぼう、にんじんは、あらみじん切りにする。Aは合わせる。

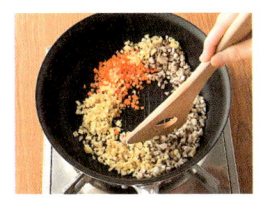

❷ フライパンにごま油を温め、しょうが、ごぼう、にんじんを中火で1～2分いためる。

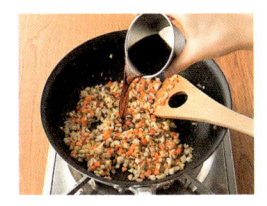

❸ Aを加え、汁気がなくなるまでいためる。ごまを加えて混ぜる。（冷蔵で4～5日保存可能）

牛肉の時雨煮
しょうがレベル ★★☆

◆ 材料　作りやすい分量
（全量で462kcal）
牛切り落とし肉……150g
しょうが……20g
A｜きび砂糖……小さじ1
　｜酒……大さじ1
　｜しょうゆ……大さじ1
　｜みりん……大さじ1

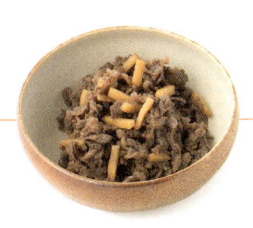

◆ 作り方

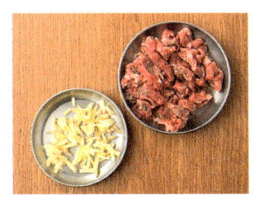

❶ しょうがは2cm長さの細切りにする。牛肉は1cm幅くらいに切る。

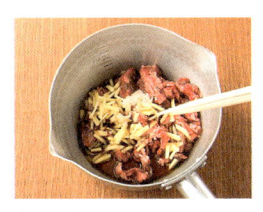

❷ 鍋に①を入れ、Aを加えて、肉をほぐすように混ぜる。

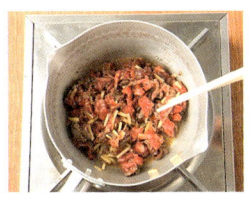

❸ 中火にかける。混ぜながら加熱し、汁気がなくなるまで煮る。（冷蔵で4～5日保存可能）

新しょうがで作るとピンク色に、ひねしょうがなら黄色になります。

谷中しょうがで作ったものは、焼き魚に添えると上品。

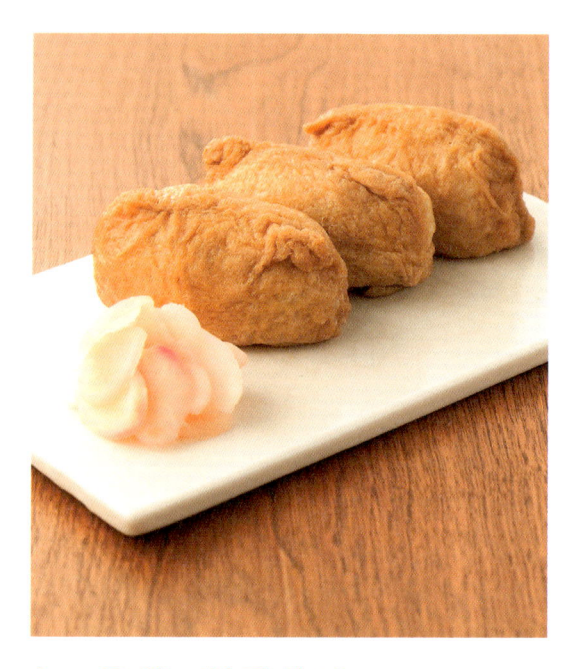

しょうがの甘酢漬け
しょうがレベル ★★★

◆ 材料　作りやすい分量
（全量で99kcal）
新しょうが……200g
［甘酢］
酢……150ml
砂糖……大さじ1・1/2（はちみつなら大さじ1）
塩……小さじ1/6

◆ 作り方

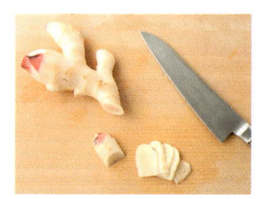

❶ボールに甘酢の材料を合わせておく。新しょうがは皮の汚い部分をこそげ、薄切りにする。

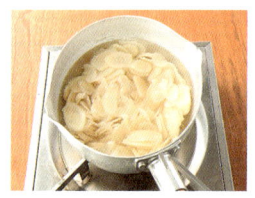

❷たっぷりの湯をわかし、しょうがを入れる。再沸とうしたらざるにあけ、しっかり水気をきる。

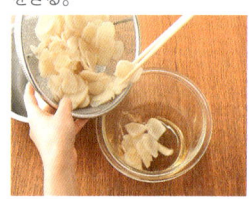

❸熱いうちに、甘酢に漬ける。全体が甘酢にひたるようにして保存する。（冷蔵で約2か月保存可能）

赤梅酢は、赤じそ漬けの梅干しを作ったときに出る汁。梅と赤じそのエキス、塩分を含みます。

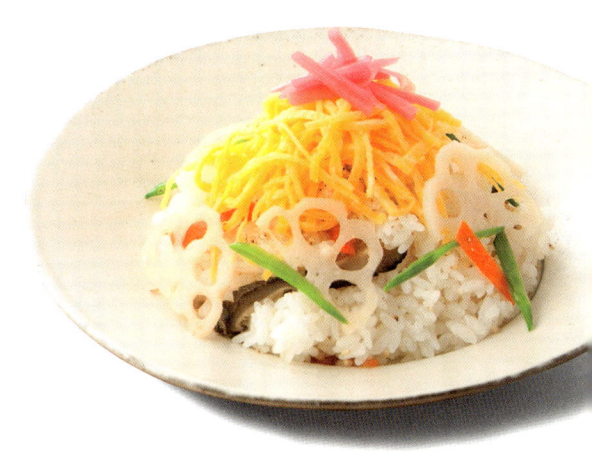

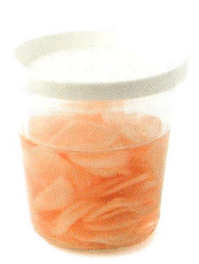

新しょうが

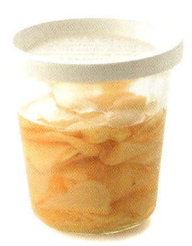

ひねしょうが

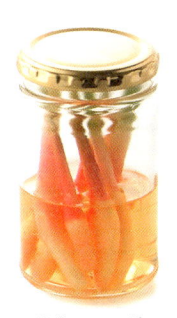

谷中しょうが

しょうがの赤梅酢漬け
しょうがレベル ★★★

◆ 材料　作りやすい分量
（全量で56kcal）
新しょうが……100g
［梅酢］
赤梅酢……50ml
酢……50ml
砂糖……大さじ1
◆ 作り方
「しょうがの甘酢漬け」(p.92)と同じです。

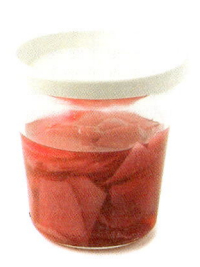

見た目より味はマイルドで、香味野菜が香ばしい。ぎょうざはもちろん、そのままごはんにかけても「うまい！」。

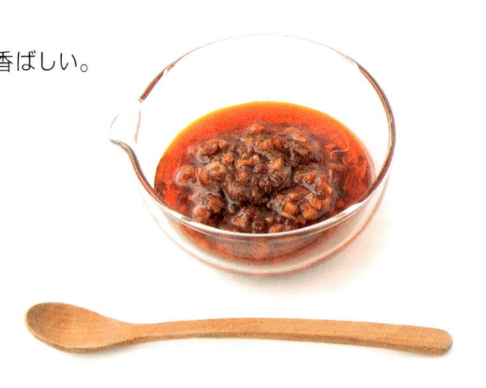

しょうがラー油
しょうがレベル ★★★

◆ **材料** 作りやすい分量（全量で883kcal）
粉とうがらし*……大さじ2
水……大さじ1/2
サラダ油……100ml
A｜しょうが……20g
　｜ねぎ……10cm
　｜にんにく……1片（10g）
　｜赤とうがらし……1/2本

B｜シナモンパウダー……小さじ1/3
　｜陳皮*……小さじ1
　｜八角*……1片（☆形のうちの1片）

＊粉とうがらしや陳皮、八角は、韓国や中国の香辛料。陳皮は漢方薬店で扱っていることも。粉とうがらしは日本の一味より辛味がマイルド。Bの分量は好みで加減してください。

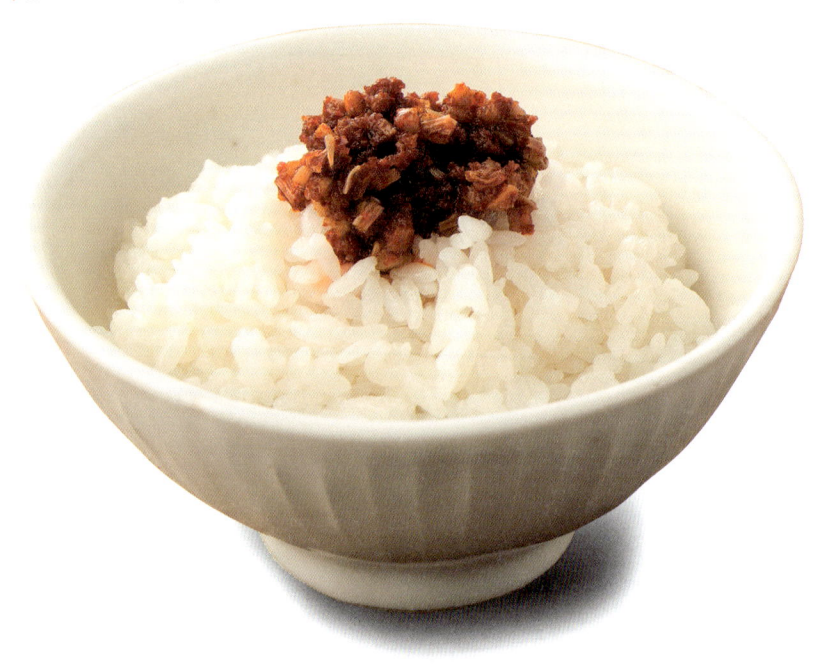

◆ 作り方

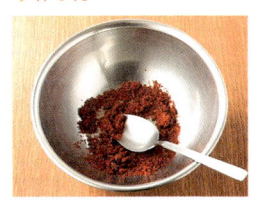

❶ ボールに、粉とうがらしと分量の水を入れて混ぜ、しめらせておく。

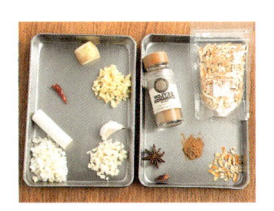

❷ Aのとうがらしは種をとり、それ以外のAはあらみじん切りにする。(写真はＡＢの材料)

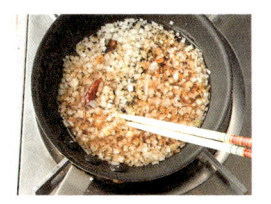

❸ フライパンに油と、A、Bを入れて、中火にかける。

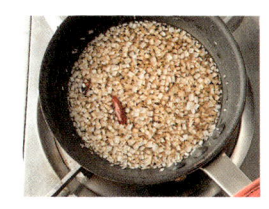

❹ 油が熱くなったら弱火にし、時々混ぜながら、ねぎやしょうがが茶色くなるまで5〜6分加熱して、油に香りをつける。

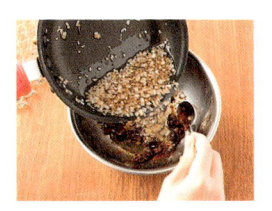

❺ ④を熱いまま、①に少しずつ混ぜる（熱いので注意）。さめたらびんなどに移す。（冷蔵で約2週間保存可能）

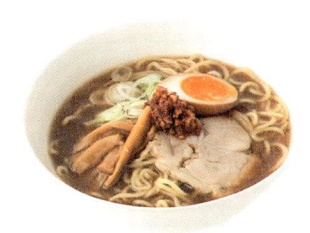

ラーメン、とうふ、温野菜、クリームチーズ……　なんにでもかけたくなるおいしさです。

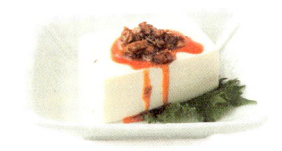

飲みものジャム

香辛料と煮出して作るミルクティー＝マサラチャイで、体も気分もほっこり。好みの香辛料をブレンドして"my 薬茶"を作りましょう。

ジンジャーチャイ
しょうがレベル ★☆☆

◆ 材料　1人分（102kcal）

水……100ml
A｜しょうが（せん切り）……5g
　｜シナモンスティック……2cm
　｜（またはシナモンパウダー少々）
　｜クローブ……2粒
紅茶ティーバッグ*……1個
牛乳（または豆乳）……100ml
黒砂糖（粉末）……大さじ1

＊チャイには細かい茶葉が向いていますが、ふつうの茶葉（小さじ1～2）でもかまいません。

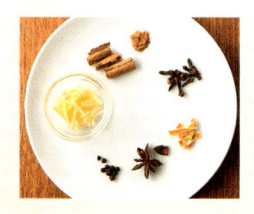

写真はしょうがと、おすすめの香辛料（上より右回りに、シナモン、クローブ、陳皮、八角、黒粒こしょう）。好みの香辛料2～3種を使う。

◆ 作り方

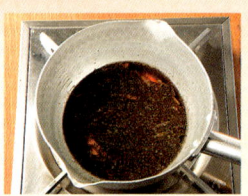

❶ 小鍋に、分量の水とAを入れ、ティーバッグを切り開いて紅茶を加える。火にかけ、沸とうしたら弱火で5分煮る。

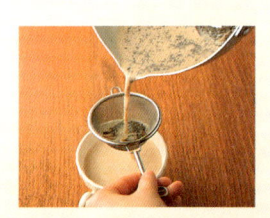

❷ 牛乳と黒砂糖を加え、ひと煮立ちさせる。目の細かい茶こしでこしながらカップにそそぐ。

ココアに含まれるカカオポリフェノールには血流促進、アレルギー予防などの働きが。しょうがとの味の相性もよし。甘味はお好みで。

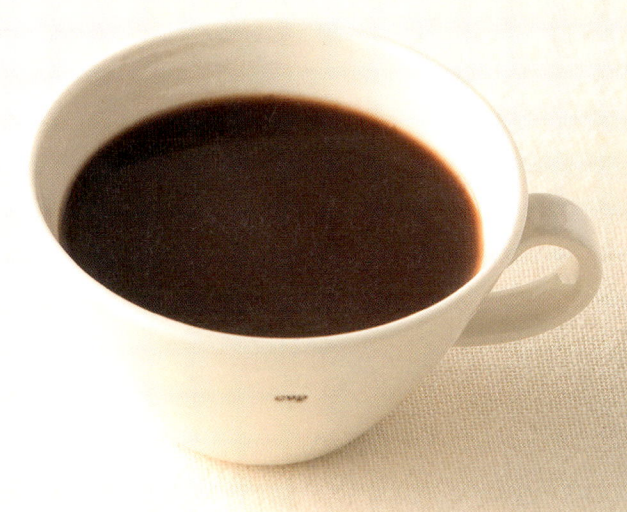

しょうがココア
しょうがレベル ★★☆

◆ 材料　1人分（51kcal）

ピュアココア
　……大さじ1（ティースプーン山盛り2杯）
水＊……200ml
おろししょうが……小さじ1
はちみつ（または黒砂糖）……大さじ1/2

＊ミルクココアにする場合は、水と牛乳を100mlずつにします。

◆ 作り方

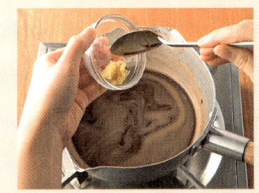

ココアに水少量を加えてペースト状に練り、残りの水を加える。中火で温め、しょうがとはちみつを加える。

ほんのり甘くて口当たりがよく、
ゆったりした気分になれます。
寝る前に飲む"my 薬酒"。

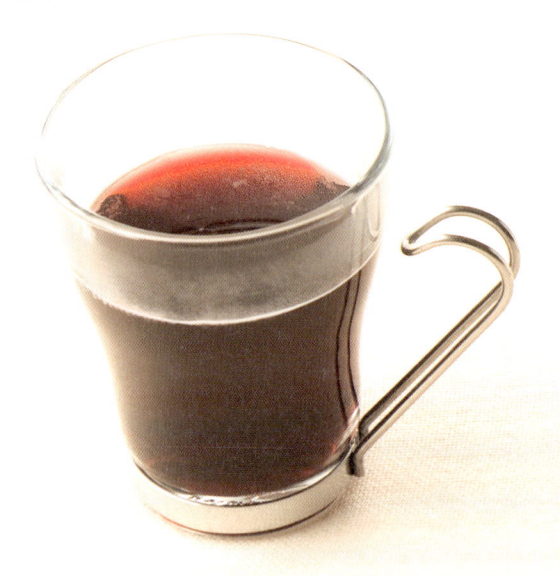

ジンジャーワイン
しょうがレベル ★☆☆

◆ 材料　作りやすい分量（全量で333kcal）
赤ワイン……小1びん（300ml）
きび砂糖*……大さじ2
しょうが……10g
レーズン……大さじ2
シナモンスティック……1本
クローブ……2粒
＊上白砂糖、またははちみつでも。

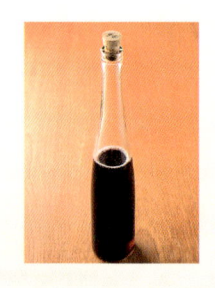

温めてホットワインで飲むのがおすすめ。炭酸水で割ってもおいしい。

◆ 作り方

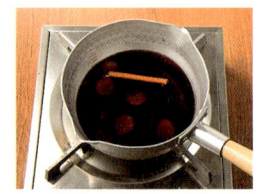

❶しょうがは薄切りにする。鍋に材料を全部入れ、ごく弱火でゆっくりと、沸とう直前まで加熱する（煮立たせないように）。

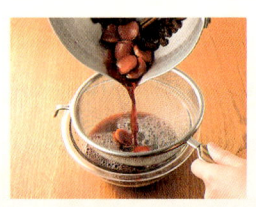

❷さめるまでおいて、こす。ワインのびんなどで冷蔵保存できる。（約1か月保存可能）

しょうがのエキスがしみ出し黄金色に。
はちみつやお湯で割ると飲みやすくなります。
寝る前にひと口飲むだけでぽっかぽか。

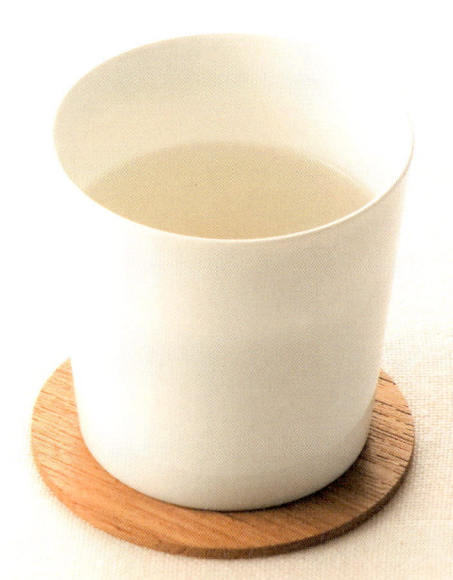

しょうが焼酎
しょうがレベル ★☆☆

◆ 材料　作りやすい分量（全量で1357kcal）
しょうが……300g
焼酎＊……900ml
保存びん……約1.5ℓ

＊焼酎は、麦、いもなどお好みのもので。アルコール分20度以上のもの。

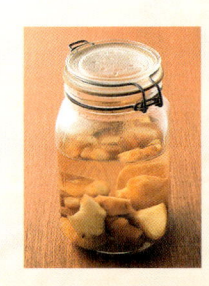

3か月後から飲め、半年以降が飲み頃。漬けたしょうがは料理に使える。漬け過ぎるとにがみが出るので3か月以降は早めに使い、半年後までには全部引き上げる。

◆ 作り方

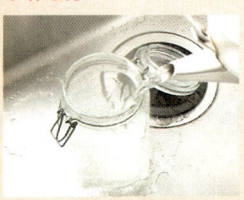

❶保存びんは熱湯を回しかけ、水気を自然に乾燥させる。またはアルコールスプレーをしても。

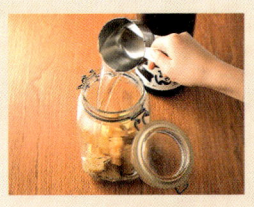

❷しょうがは洗い、適当な大きさに切って、水気をしっかりふく。保存びんに入れ、焼酎を入れる。冷暗所に置く。

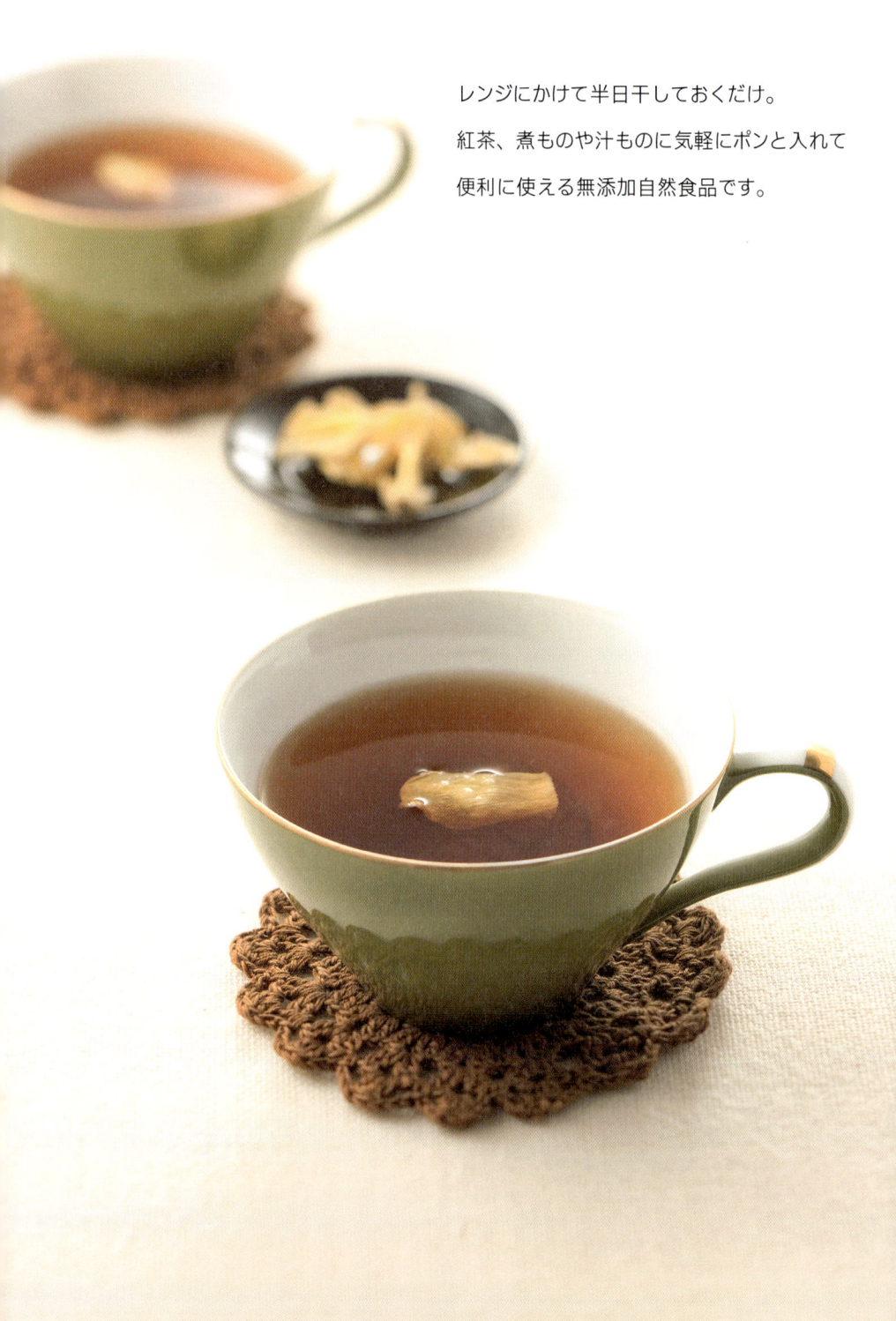

レンジにかけて半日干しておくだけ。
紅茶、煮ものや汁ものに気軽にポンと入れて
便利に使える無添加自然食品です。

◆ 作り方 ◆

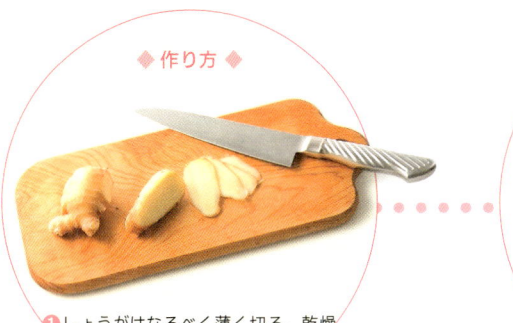

❶ しょうがはなるべく薄く切る。乾燥すると縮むので、なるべく大きな形に切る。水に1〜2分さらし、水気をきる。

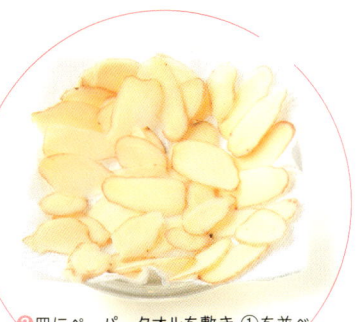

❷ 皿にペーパータオルを敷き、①を並べ、ラップなしで電子レンジで約3分加熱して生乾きに（こげやすいので要注意）。

ドライしょうが
しょうがレベル ★★★

◆ 材料　作りやすい分量（全量で29kcal）
しょうが……100g

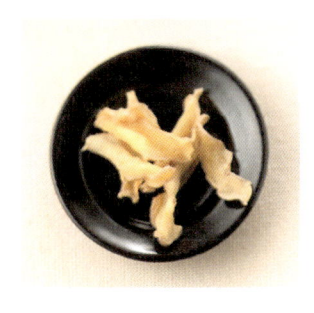

❸ ざるに広げ、風通しのいい場所に置いて半日〜1日干す。

❹ カラリとなればできあがり（天気が悪く乾きが悪い場合は、紙の封筒に入れておき、晴天を待つ）。

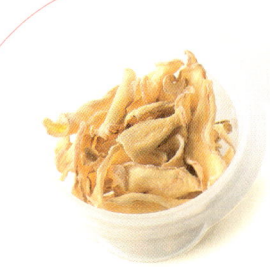

❺ 密閉容器に入れて保存。（常温で約1か月保存可能）

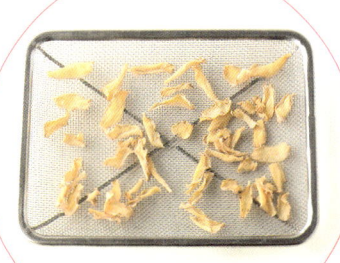

お湯や炭酸水でうすめてどうぞ。

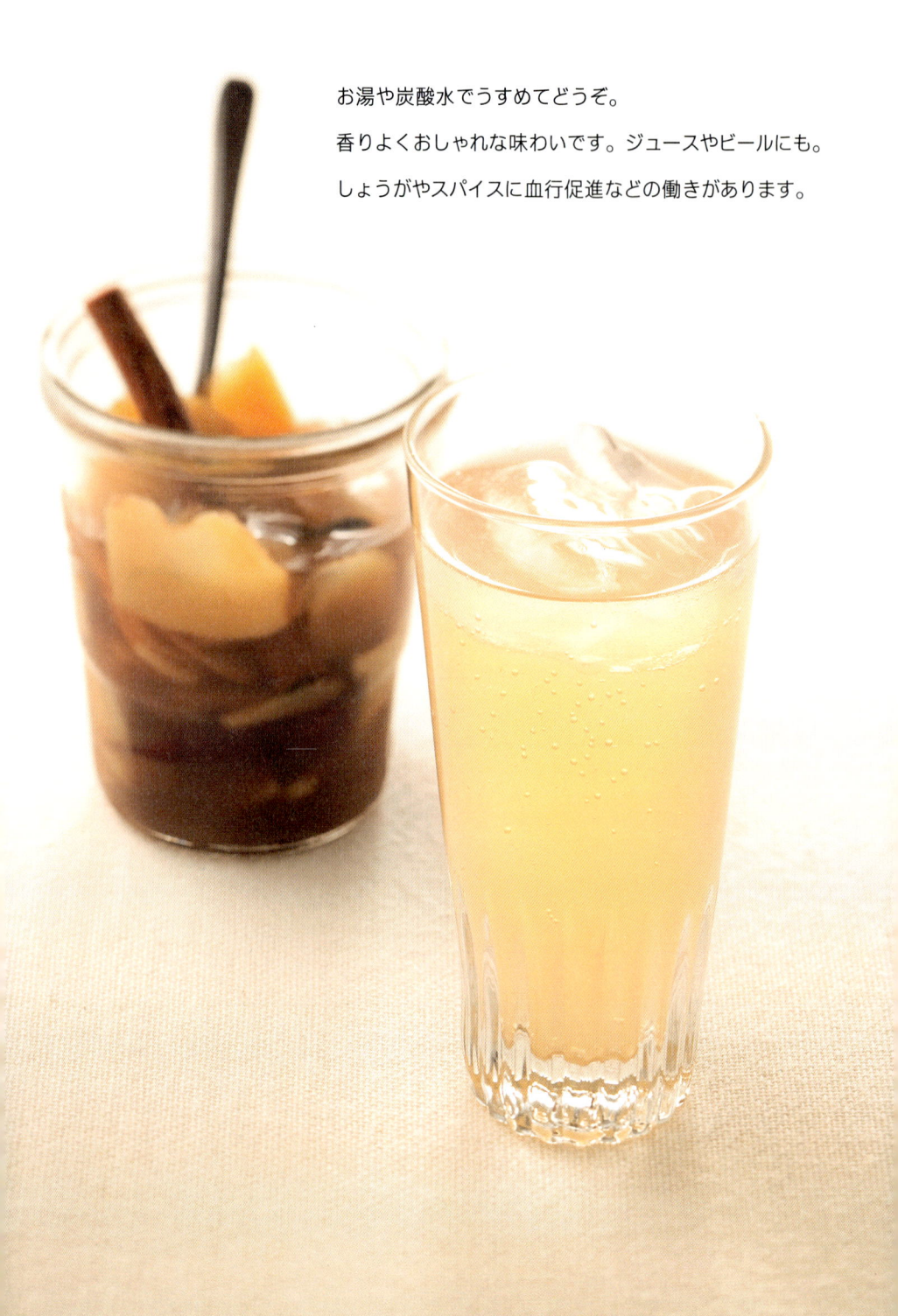

香りよくおしゃれな味わいです。ジュースやビールにも。

しょうがやスパイスに血行促進などの働きがあります。

ジンジャーシロップ
しょうがレベル ★★☆

◆ 材料　作りやすい分量（全量で418kcal）
しょうが……100g
水……100ml
A ｜ きび砂糖……100g
　　レモン汁……大さじ1（レモン1/2個分）
　　シナモンスティック……1本
　　クローブ……2粒
　　赤とうがらし……1/2本

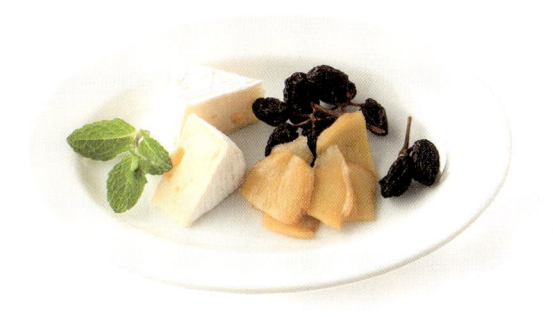

煮たしょうがもスパイス風味でおいしい。
チーズやレーズンとともに
ワインのオードブルに。

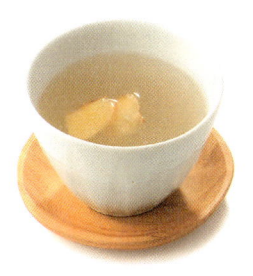

スパイシーくず湯
鍋にシロップ小さじ1くらいと水150mlを入れて
かたくり粉小さじ1を加え、
混ぜながら加熱します。

◆ 作り方

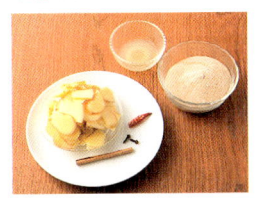

❶ しょうがは薄切りにする。（写真はしょうがとAの材料）

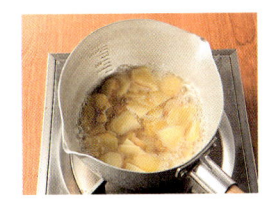

❷ 鍋に分量の水としょうがを入れて火にかける。

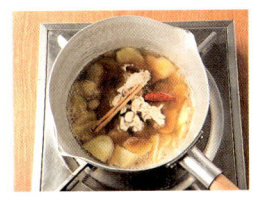

❸ 沸とうしたら、Aを加えて混ぜ、弱火で約10分煮る（ふたは不要）。

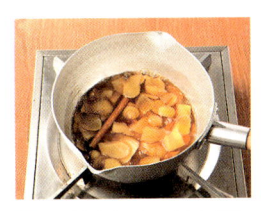

❹ あら熱をとる。びんに移して保存する。（冷蔵で約1か月保存可能）

びんはアルコールスプレーをかけるか、熱湯で消毒して殺菌しておくと安心。

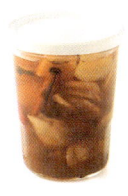

すりおろしのジャムは
紅茶、パン、ヨーグルトにとすぐ使えます。
電子レンジで作れるのでとってもかんたん。

コンフィチュールはフランス語でジャム、
この本ではすりおろしのジャムと区別しました。
歯ごたえがあるぶんピリリ。

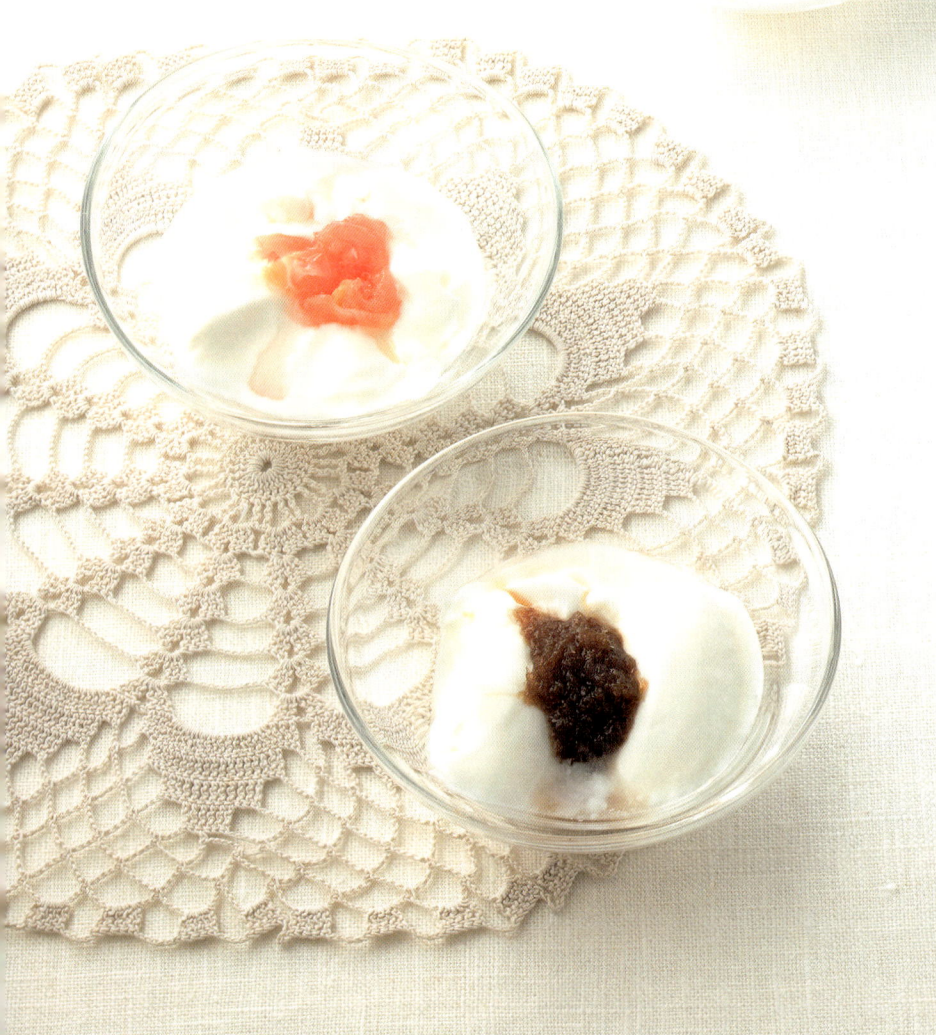

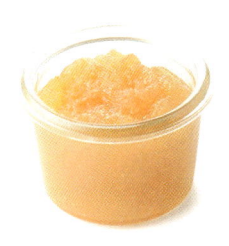

しょうがジャム
しょうがレベル ★★☆

◆ 材料　作りやすい分量
（全量で546kcal）
しょうが……100g
砂糖……100g
はちみつ……大さじ2
レモン汁……大さじ1
水……大さじ1

◆ 作り方

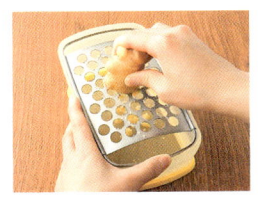

❶ しょうがは皮の汚れた部分をこそげて、すりおろす。

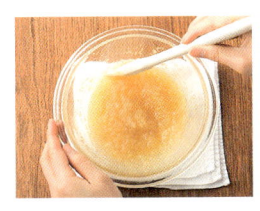

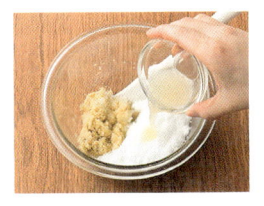

❷ 耐熱容器に材料をすべて合わせて混ぜる。電子レンジで5分加熱する（ラップは不要）。

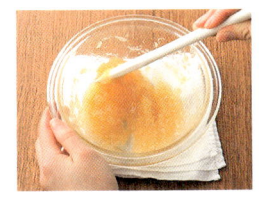

❸ 一度混ぜて、さらに、ようすをみながら2～3分加熱する。

❹ さめるとかたくなるので、まだゆるいかなというあたりで止める。（冷蔵で約2か月保存可能）

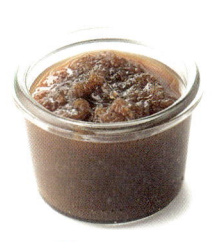

黒糖しょうがジャム
しょうがレベル ★★☆

「しょうがジャム」の砂糖を黒糖（粉末）にする。作り方も同様。

しょうがのコンフィチュール
しょうがレベル ★★★

◆ 材料　作りやすい分量（全量で417kcal）
新しょうが*……100g
砂糖**……100g
レモン汁……大さじ1（レモン1/2個分）
＊ひねしょうがで作る場合は、黄色になります。
＊＊新しょうがは白い砂糖を使うと、ピンクの色がきれい。

◆ 作り方

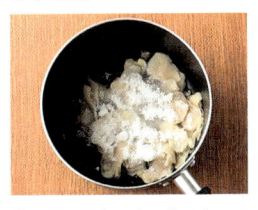

❶ しょうがはごく薄く切る。鍋に入れ、砂糖の半量を混ぜて5分ほどおいて水分をひき出す。

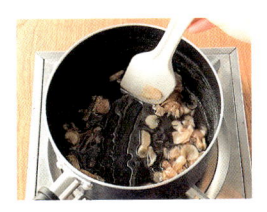

❷ ごく弱火にかけ、残りの砂糖を2回に分けて加えて混ぜる。レモン汁を加え、水分が少なくなるまで20分ほど煮る。（冷蔵で約2か月保存可能）

おやつ

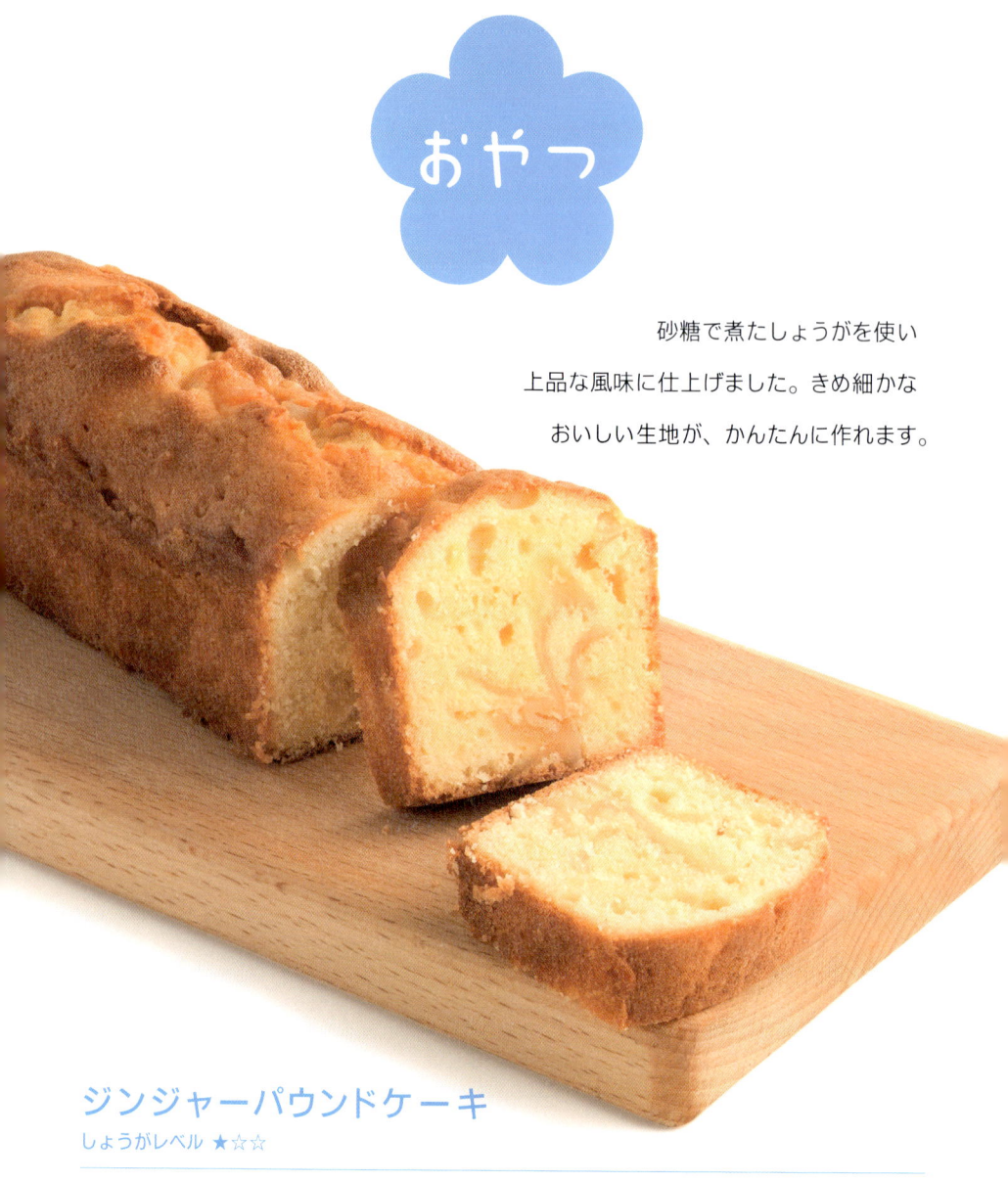

砂糖で煮たしょうがを使い
上品な風味に仕上げました。きめ細かな
おいしい生地が、かんたんに作れます。

ジンジャーパウンドケーキ
しょうがレベル ★☆☆

◆ 材料　約400mlのパウンド型1個分
（全量で963kcal）
しょうがのコンフィチュール（→p.104） …… 40g
食塩不使用バター …… 50g
きび砂糖 …… 25g

A｜卵 …… 1個
　｜きび砂糖 …… 25g
薄力粉 …… 50g

倍量にして2個同時に焼いても。倍量を大きめのパウンドケーキ型1個で焼く場合、焼き時間のめやすは約40分。

◆作り方

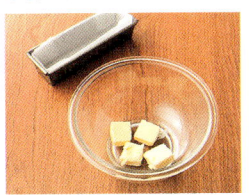

❶型に型紙を敷く。ボールにバターを入れ、室温にもどす。オーブンは170℃（ガスオーブン160℃）に予熱する。

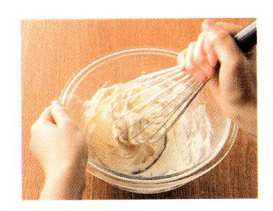

❷バターにきび砂糖を加え、泡立器で白っぽくなるまですり混ぜる。

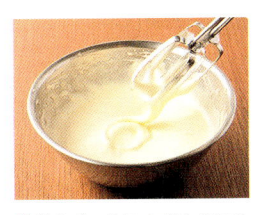

❸別のボールにAを入れてハンドミキサーで泡立てる。泡で「の」の字が描けるくらいまで。

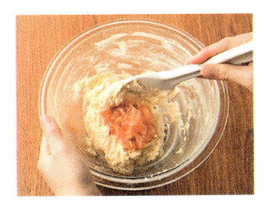

❹③を②に2回に分けて加えて混ぜる。薄力粉も分けて加え、練らないように混ぜる。コンフィチュールを混ぜる。

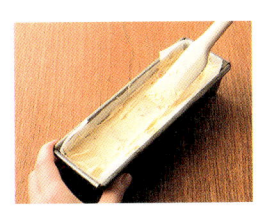

❺生地を型に入れる。170℃のオーブンで約30分焼く。型からとり出し、ふきんをかけてさます。

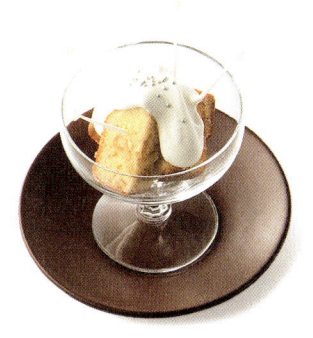

洋酒にも合うケーキなので、オードブル仕立てもすてきです。生クリームをかけて。

クリスマスツリーの飾りでもおなじみです。
病気予防にしょうがの効果を利用しようと国民に呼びかけた
イギリス国王を表して人の形になった、との
由来があります。

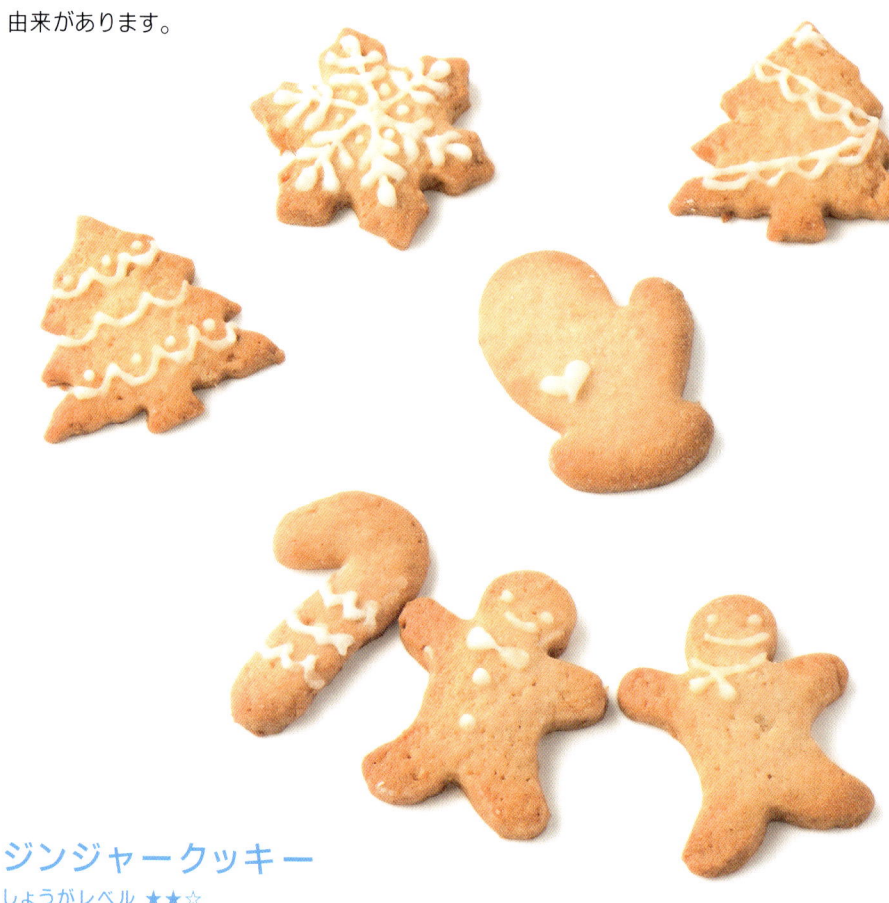

ジンジャークッキー
しょうがレベル ★★☆

◆ 材料　約60枚分（1枚約22kcal）
バター …… 50g
きび砂糖 …… 60g
とき卵 …… 1/2個分（25g）
しょうが（すりおろす）…… 30g
A｜薄力粉 …… 150g
　｜シナモンパウダー …… 小さじ1
打ち粉（薄力粉）…… 少々
ポリ袋（厚手・大きめのもの）…… 1～2枚

[アイシング]*
粉糖 …… 大さじ3
しょうが汁 …… 小さじ1/4
レモン汁 …… 小さじ1/4
＊しょうが汁、レモン汁の量は、
ようすをみながら加減してください。

◆ 作り方

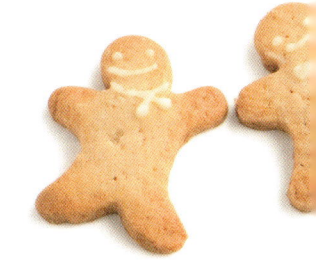

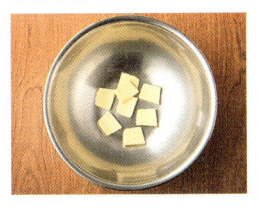

① ボールにバターを入れて室温にもどす。Aは合わせてふるう。砂糖もふるう。オーブン皿にオーブンシートを敷く。

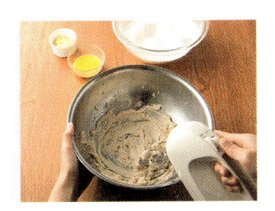

② バターに砂糖を加え、茶色がやや白っぽくなるまでよく混ぜる。とき卵を少しずつ混ぜる。しょうがを混ぜ、Aを加えてゴムべらでさっくりと混ぜる。

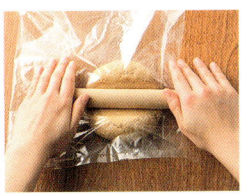

③ 手でひとまとめにして大きめのポリ袋に入れる。めん棒で2〜3mm厚さにのばす。冷蔵庫で30分〜1時間ねかせる。

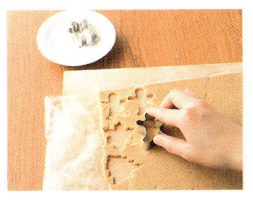

④ 袋を切り開く。抜き型に打ち粉をつけながら生地を抜く。オーブン皿に並べる。残りの生地はまとめ、再びのばして抜く。

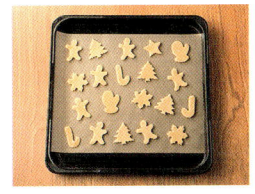

⑤ オーブンは180℃（ガスオーブン170℃）に予熱する。生地を入れて約12分焼く。網にとってさます。

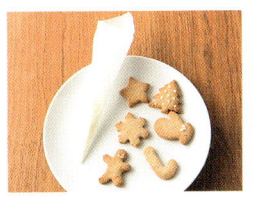

⑥ アイシングの材料を混ぜる。クッキングシートを円錐状の筒にしてアイシングを入れ、クッキーに好みの模様をしぼり出す。

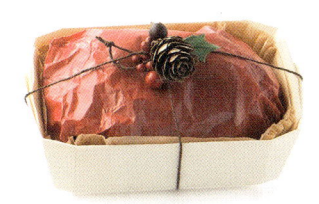

クリスマスのプレゼントに最適です。クッキーは10日くらいもちます。

ざっくりと作って素朴なカントリー風のクッキーに。

バターも砂糖も少なめで卵も省略。

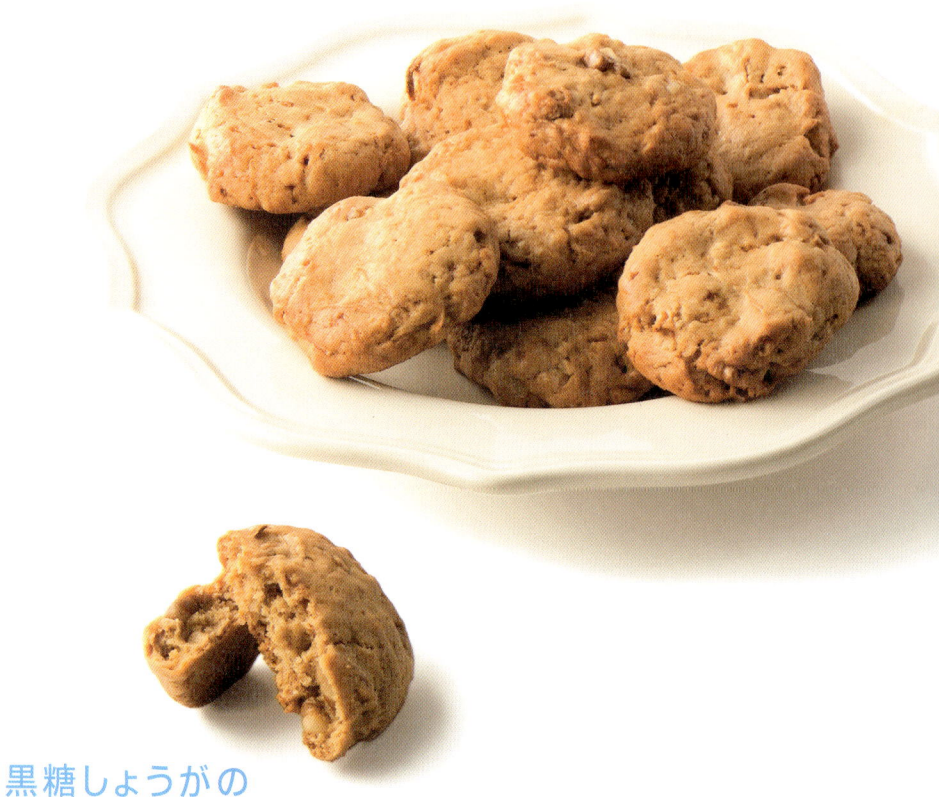

黒糖しょうがの ソフトクッキー
しょうがレベル ★★☆

◆ 材料　約16枚分（1枚約91kcal）
バター……50g
黒砂糖（粉末）……50g
A｜牛乳……大さじ2
　｜はちみつ（またはメープルシロップ）……大さじ2
B｜しょうが（せん切り）……20g
　｜くるみ（5mm角に切る）……40g
C｜薄力粉……130g
　｜ベーキングパウダー……小さじ2/3

小麦粉のうち、20gをピュアココアにかえれば、ココアクッキーが作れます。

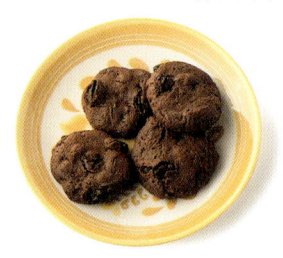

◆ 作り方

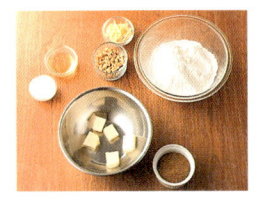

❶Cは合わせてふるう。バターはあらく切ってボールに入れる。Bを用意する。オーブン皿にオーブンシートを敷く。

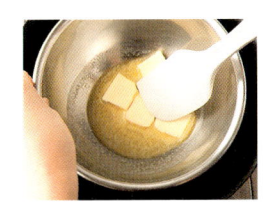

❷フライパンに1〜2cm深さの湯をわかし、沸とうしたら火を止めて、バター入りのボールをのせ、バターを溶かす。

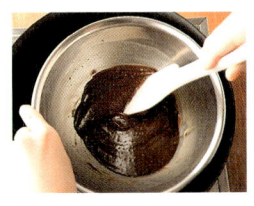

❸黒砂糖を加えて混ぜながら溶かす（脂と分離するが、混ぜているとクリーム状に混ざる）。

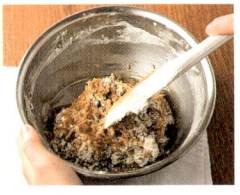

❹湯からはずし、Aを混ぜてから、B、Cを加える。返すように混ぜる。冷蔵庫に30分〜1時間おき、生地をかたくする。

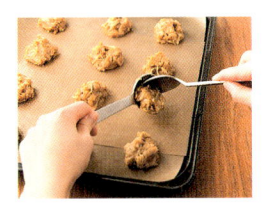

❺オーブン皿に、生地を大さじ1強ずつのせる。

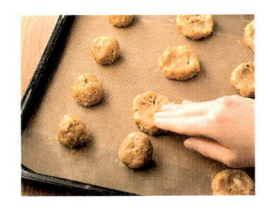

❻ざっと丸め、指先に水少々をつけてつぶす。オーブンを180℃（ガスオーブン170℃）に予熱してから、生地を入れて約15分焼く。網にとってさます。

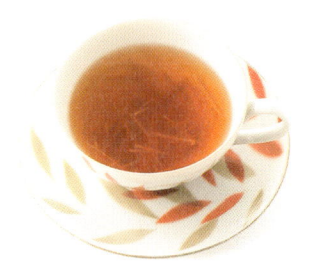

しょうが紅茶

しょうがを毎日手軽にとるにはこれ！ しょうがをきざんだり、おろしたりして紅茶に入れます。
しょうがのはちみつ漬け（P.10）、しょうがジャム（p.104）、
ドライしょうが（p.100）を入れても。

ホットケーキミックスでかんたんに作れます。

強火で一気に蒸しあげるのがコツです。

しょうがラ黒糖蒸しパン
しょうがレベル ★★☆

◆ 材料　口径7〜8cmのシリコンカップ*4個分　（1個分239kcal）
ホットケーキミックス……150g
卵……1個
牛乳……50ml
しょうが（みじん切り）……20g
A｜黒砂糖（粉末）……50g
　｜水……大さじ1
B｜さつまいも**……80g
　｜砂糖……小さじ1
黒いりごま……小さじ1/4
＊アルミケースや、プリン型（油を塗る）でも。
＊＊さつまいものかわりに、レーズンなどの
ドライフルーツ40gにしても
（湯につけてやわらかくして使う）。

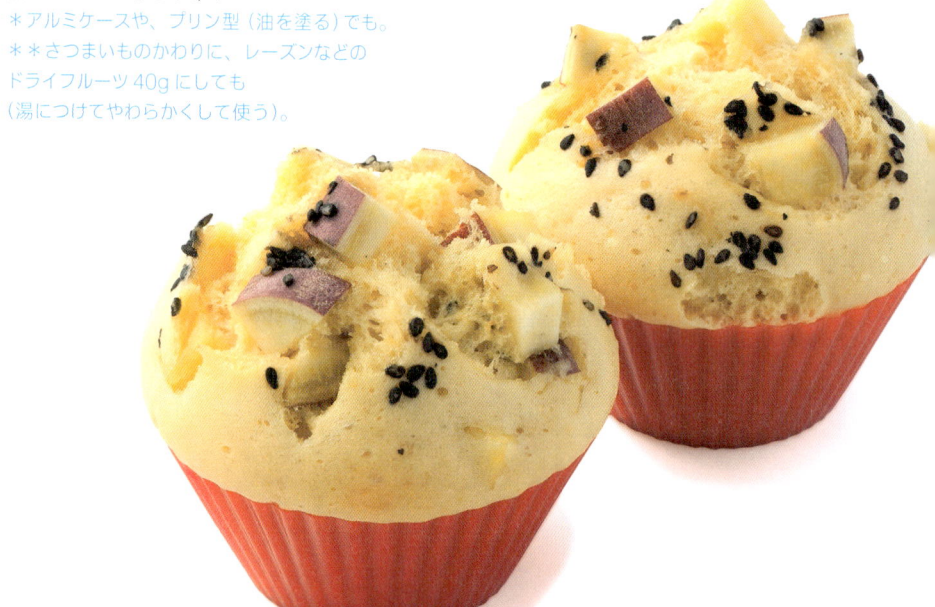

◆ 作り方

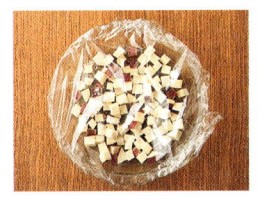

❶ Bのさつまいもは皮つきのまま1cm角に切る。水にさらして水気をきり、皿に広げ、砂糖をふる。ラップをして電子レンジで約2分加熱する。

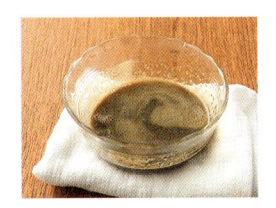

❷ 器にAを混ぜ、ラップなしで電子レンジで1分強、沸とう寸前まで加熱して、砂糖を溶かす。あら熱をとる。

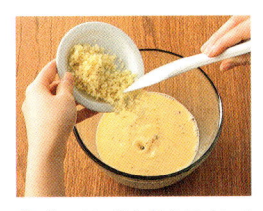

❸ ボールに卵を割りほぐして牛乳を混ぜ、②としょうがを加えて混ぜる。

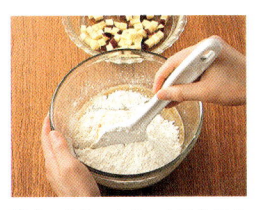

❹ ホットケーキミックスを加えて混ぜ、ダマがないようにする。トッピング用にさつまいもを少し残し、ほかは生地に加えてざっくりと混ぜる。

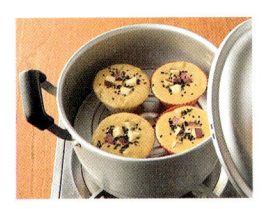

❺ 型の九分目まで生地を入れ、表面に残したさつまいもと黒ごまを散らす。蒸し器の湯がわいたところに、1度火を止めてからのせて、ふたをする。

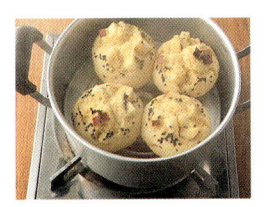

❻ 強火で13〜14分蒸す。強い蒸気で、表面が割れるくらいにふくれる。

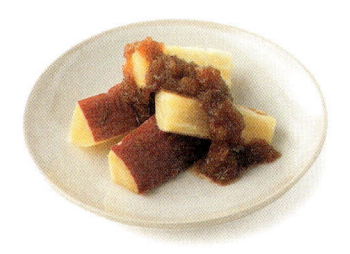

さつまいもの黒糖しょうがジャムがけ
さつまいものおやつをもう一品。レンジでチンしたさつまいもに、黒糖しょうがジャム（→ p.104）をかけます。

しょうがとハーブの香りの相性がよく、
さっぱりといただけるデザートです。
寒天の食物繊維もたっぷり。

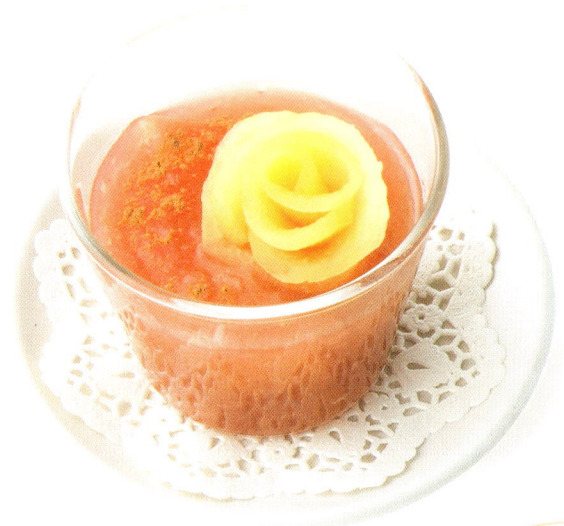

りんご入りしょうが寒天
しょうがレベル ★★☆

◆ **材料** 160mlの器4個分（1個分74kcal）
りんご……1個（200g）
きび砂糖……大さじ1
A | 赤色のハーブティー……ティーバッグ1個
　| 熱湯……100ml
[寒天液]
B | 粉寒天……小さじ1
　| 水……250ml
C | きび砂糖……大さじ4
　| しょうが（すりおろす）……15g
（好みで）シナモンパウダー…少々

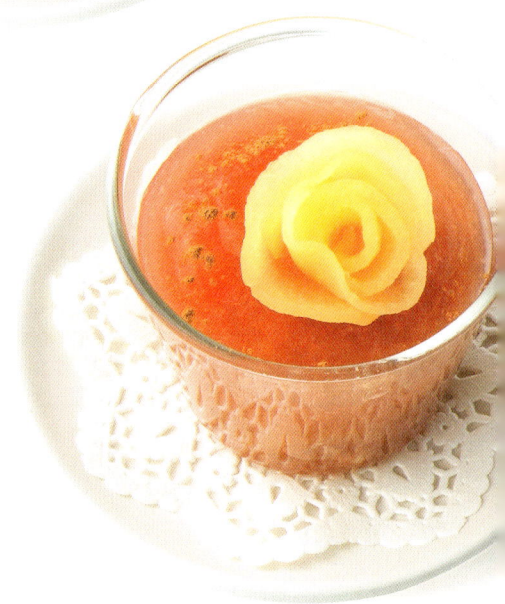

◆ 作り方

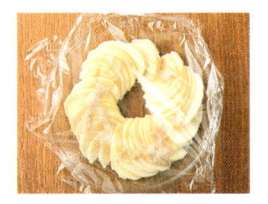

❶ りんごは皮と芯を除き、2〜3mm厚さの縦の薄切りにする。皿に並べて砂糖をふり、ラップをして電子レンジで約4分加熱。そのままおく。

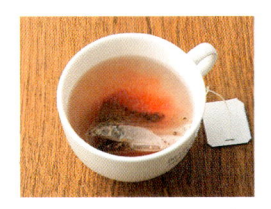

❷ Aの熱湯にティーバッグをつけておく。濃いめのハーブティーにする。

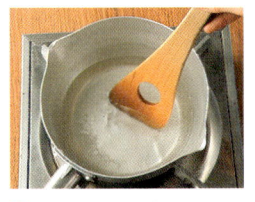

❸ 鍋にBを入れて中火にかけ、混ぜながら煮立てる。沸とうしたら弱火で2分煮つめる。

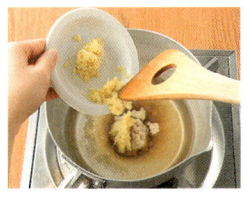

❹ Cと②のハーブティーを加え、砂糖が溶けたら火を止める。りんごを12切れ残し、ほかは液に加える。

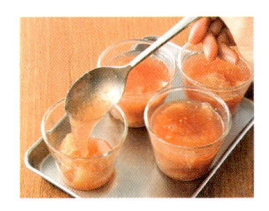

❺ ④のあら熱がとれ、少しとろみがついてきたら、器に入れる（寒天は常温でも固まる）。

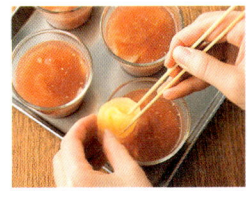

❻ 表面が固まってきたら、とりおいたりんごを、3切れずつくるくると巻いて、のせる。食べるときにシナモンをふっても。

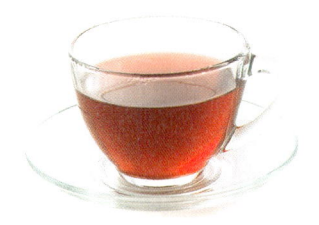

赤色のハーブティーは、ハイビスカスやローズヒップなど。
肌荒れや疲れを癒します。

あら不思議。しょうがの酵素の
働きで、とてもソフトな
牛乳プリンが作れます。

しょうがプリン
しょうがレベル ★★☆

◆ 材料　2人分(1人分97kcal)
牛乳……200ml
砂糖……大さじ1・1/2
しょうが汁……大さじ1（しょうが30g分）
クコの実（湯でもどす）……4粒
倍量で4人分同時にレンジにかける場合は、
加熱は3分半〜4分弱がめやす。

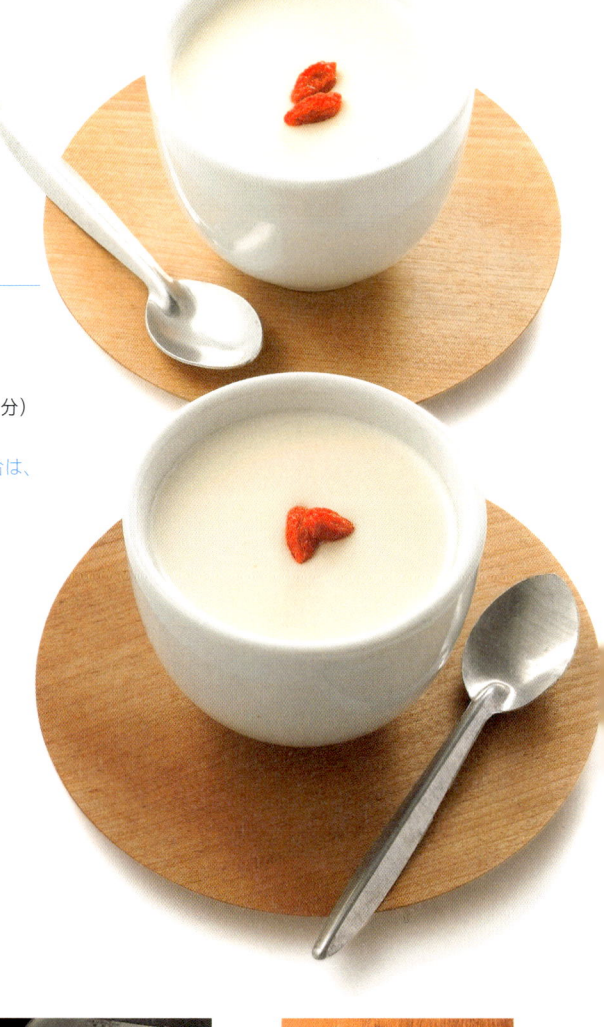

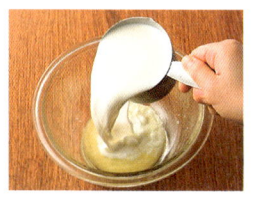

◆ 作り方

❶ボールに、砂糖、しょうが汁、牛乳を合わせて混ぜ、1人分ずつ器に分ける。

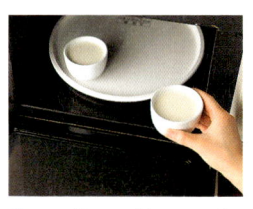

❷ラップなしで電子レンジで約2分加熱する。見ていて沸とうしないうちにやめる（表面がフツッと動きそうになったらやめる）。

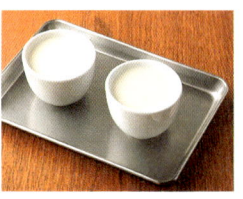

❸レンジに入れたままか、静かにとり出し、固まるまで5分ほど置いておく。クコの実を飾り、温かいうちに食べる。

人気のアジアンスイーツにしょうがをプラスしました。
豆乳は抗酸化作用のあるイソフラボンを含みます。
温かいうちにめしあがれ。

豆腐花（トウファ）
しょうがレベル ★☆☆

◆ 材料　2人分（1人分120kcal）
豆乳（豆腐が作れるもの）*……300ml
A｜かたくり粉……小さじ1
　｜液体にがり……小さじ1
　｜しょうが汁……小さじ2
[しょうがシロップ]
黒砂糖（粉末）……大さじ1
はちみつ……大さじ1/2～1
水……大さじ3
しょうが汁……小さじ1
＊液体にがりがついているものが便利。

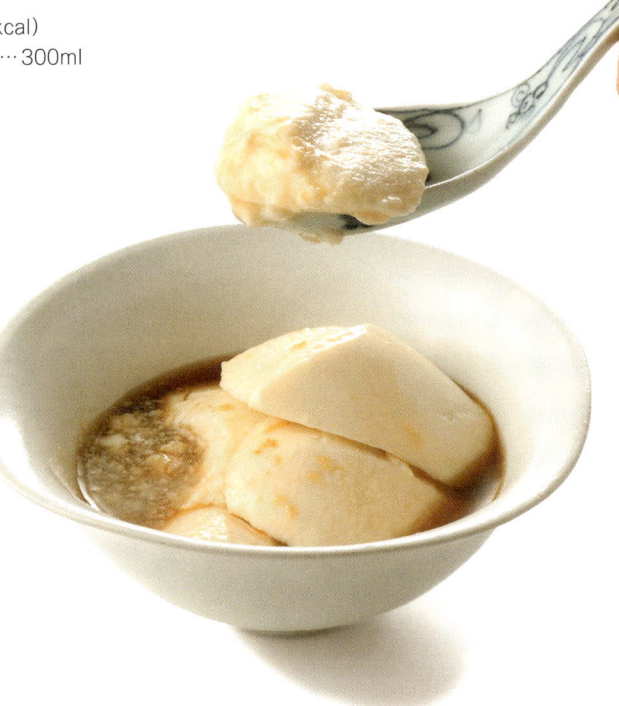

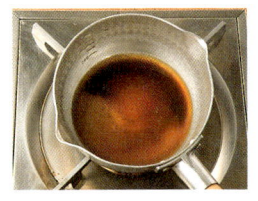

◆ 作り方

❶小鍋にシロップの材料を入れて煮溶かす。

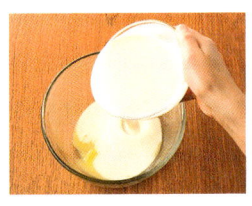

❷Aの材料を、耐熱ボールや丼に入れて、よく混ぜる。豆乳を一度に加えてよく混ぜる。

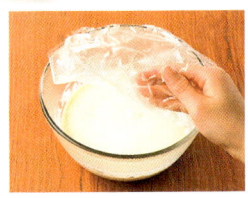

❸ラップをして電子レンジで約3分、固まるまで加熱する。温かいうちに器にとり分け、シロップをかけて食べる。

家にあるかたくり粉で作れる、わらびもち風のおやつ。

和菓子は脂肪分がない分、

洋菓子よりヘルシーです。

黒糖しょうがの
かたくり粉もち
しょうがレベル ★☆☆

◆ 材料　約10cm角の容器*1個分
2〜3人分（全量で339kcal）
［生地A］
かたくり粉……50g
水……200ml
黒砂糖（粉末）……30g
しょうが汁……大さじ1/2
　（しょうが15g分）
［仕上げ］
きな粉……適量
黒みつ……適量
＊四角い器は密閉容器や弁当箱など。

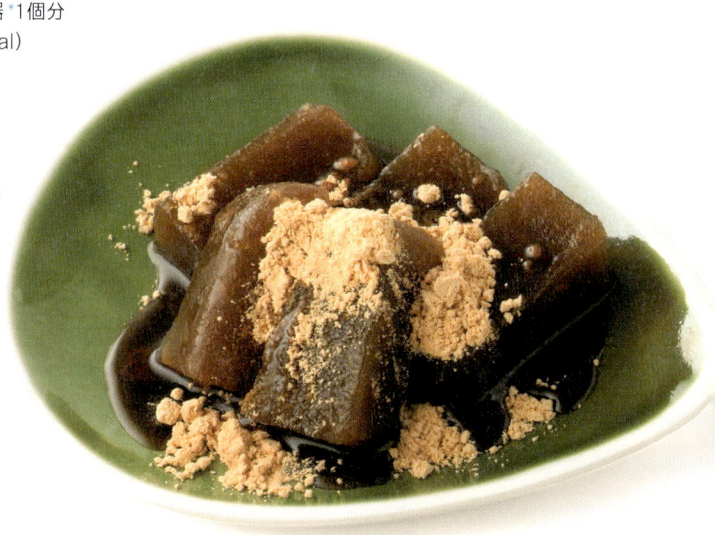

◆ 作り方

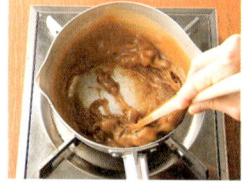

❶鍋にAを合わせ、混ぜながら中火にかける。ねばりが出てきたら弱火にし、こげないように練る。透明感が出てから、さらに1分混ぜて火を止める。

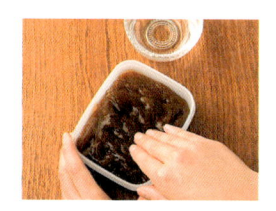

❷熱いうちに四角い器に入れる。指に水をつけて表面をざっと平らに整える。

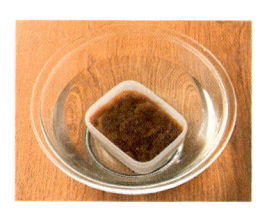

❸器ごと水に入れ、熱をさます。水気をきり、生地をとり出して、ひと口大に切る。盛りつけ、きな粉と黒みつをかける。

手間がかかりそうですが、15分程度で作れます。

おやつやおつまみにもいいですし、

紅茶に入れても。

しょうが糖
しょうがレベル ★★★

◆ 材料　作りやすい分量（全量で413kcal）
しょうが……100g
A ｜ 上白糖*……100g
　｜ 水……大さじ2
＊またはグラニュー糖。ほかの砂糖だと糖度が低く、固まりにくい。

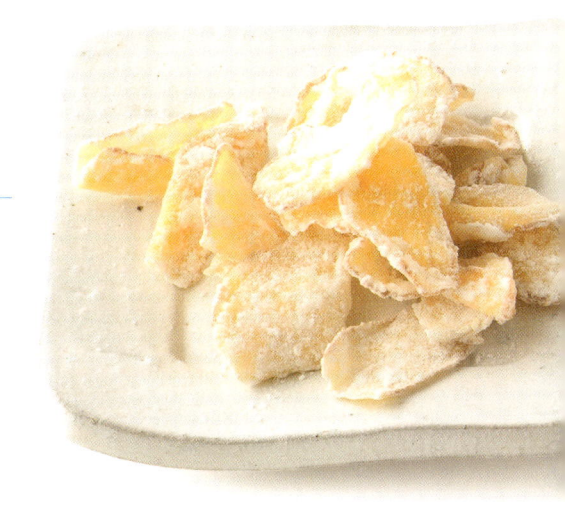

◆ 作り方

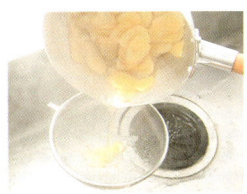

❶しょうがは1mm厚さの薄切りにする。2〜3回ゆでこぼし（水からゆでて沸とうしたら湯を捨てる）、辛味をやわらげる。

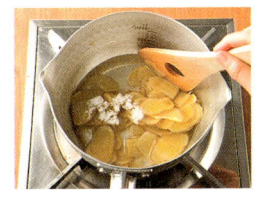

❷ぬれぶきんを用意する。しょうがとAを鍋に入れて中火にかける。こげないよう、鍋の側面と底を絶えずぬぐうように混ぜる。

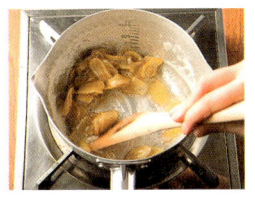

❸全体が細かな泡になって底から浮くような感触になる。

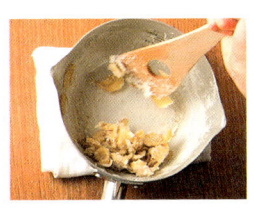

❹色づきそうになる寸前で、鍋をぬれぶきんの上にのせ、鍋肌からこそげるように、一気に混ぜると、数十秒で砂糖が固まる。

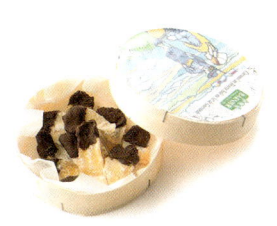

チョコレートとの相性は抜群。溶かしたチョコをつけて乾かします。

カラダを温める暮らしのポイント

「なんとなく体が不調だな」と思っている方、
もしかしたらそれは"冷え"が原因かもしれません。
女性特有の悩みと思われがちですが、老若男女を問わず、
だれもが冷えの予備軍です。"冷え"の第一人者で、
体の不調の改善や予防を唱えている川嶋 朗先生に、
冷えの対策をアドバイスしていただきました。

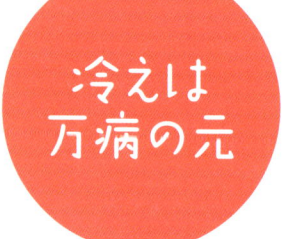

冷えは万病の元

冷えは体の不調を知らせるアラームです

　まず、右ページのチェックリストで、あなたが冷えているかどうかを確認してみてください。体の多くの不調が"冷え"と関係していることに、驚かれると思います。

　冷えは、なんらかの理由で血行が悪くなることから始まります。血液がどろどろとして、酸素や栄養ばかりか、体がつくった熱も運ばれにくい状態です。血行が悪いと体温は下がり、体温が下がれば血めぐりが悪化しと、その悪循環で低体温になっていきます。

　では、私たちの理想的な体温はどのくらいでしょう。人間の体の中では、生命活動を維持するために、免疫や代謝などにかかわる、さまざまな"酵素"が活動しています。この酵素の多くがもっともよく働くのが約38℃。内臓の温度は体の表面より1℃ほど高めなので、体温におきかえると、36.5～37℃が理想的な体温ということになります。50年前の日本人の平均体温は36.9℃でしたが、今は、平熱が36℃前後しかない低体温の人が増えています。平熱が36℃を下回ると、理想的体温とたった1℃違うだけですが、その体は、必要なたんぱく質を合成することができなくなってしまいます。

　ですから、冷えになると、新陳代謝が悪くなって免疫力もぐんと下がりま

す。これがさまざまな体の不調となって現れます。さらにすすむと、生活習慣病や神経疾患にもつながっていきます。冷えは体の危険信号なのです。

冷えると太ってやせにくい

体が冷えている人は、太りやすくてやせにくくなります。体温が1℃下がると新陳代謝は12%も下がるといわれます。単純に計算すると、1日1800kcalの食事をとった場合、低体温の人は約200kcal（ごはん1膳分）は代謝できずにためてしまうことになります。また、冷えていると、体内の固まった脂肪を体温で溶かすことができません。酵素の働きが悪いために、脂肪が溶けたとしてもそれを燃やしてなくすこともできませんから、脂肪分は体の中を回っているだけ。やせにくいわけです。

特に若い女性は、ダイエットをして熱量不足になる場合が多く、これにより、冷え性になって、また太る結果に。さらに、肌荒れ、生理痛、便秘などのおまけもついてきては、たまりません。

冷えは必ず治せます

「体の不調を治したい」「食べても太りにくい体になりたい」と思ったら、まずは冷えを改善しましょう。冷えの原因の多くは生活習慣によるもので、それらを改めれば元にもどれます。根本から治すには年月がかかりますが、「カラダを温める生活」(p.122～)を続ければ、1～2か月で効果が出て、冷えは必ずやわらぎます。

あなたは冷えていませんか？チェックリスト

- ☐ 手足がいつも冷えている
- ☐ 時々、頭痛がする
- ☐ 顔色が悪い
- ☐ 冷房が苦手
- ☐ 目の下にクマができる
- ☐ 少しの運動で息がきれる
- ☐ 夜、熟睡できない
- ☐ 夜中、トイレで目を覚ます
- ☐ 低血圧だ
- ☐ 貧血ぎみ
- ☐ 体温が36℃以下
- ☐ 肩こり、腰痛、ひざ痛がある
- ☐ 便秘ぎみ、下痢ぎみ
- ☐ 疲れやすい
- ☐ イライラしやすい
- ☐ 夏でも汗をかかない
- ☐ （女性の場合）生理痛、月経前の不快症状がある
- ☐ 朝目覚めたときに、脇の下に手を入れてから腹をさわってみると、脇の下より冷たい

→ ひとつでもあてはまれば、冷えの注意が必要です。

お話●川嶋 朗（かわしま・あきら）先生
東京女子医科大学附属青山女性・自然医療研究所 自然医療部門准教授（附属青山自然医療研究所クリニック所長）。西洋医学では腎臓病学、膠原病、高血圧などが専門。また、冷えからくるさまざまな悩みを解決すべく、東洋医学などを合わせた診療を行っている。

カラダを温める暮らしの8ポイント

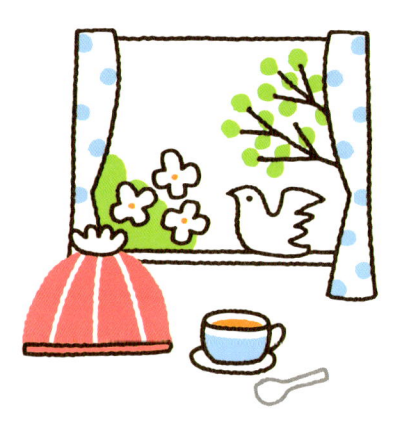

病気になる前に、今すぐ生活を切り替えましょう

冷えをつくる原因は、運動不足、冷たいもののとり過ぎ、冷え過ぎの環境、不規則な生活からひき起こされる自律神経の乱れなど。まずは、こんな生活習慣を切り替えないかぎり、冷えた体は元にもどれません。いためつけてしまった体は、とにかく"温め"そして"リラックス"させてあげましょう。

1 服装などで体を温める

下着、靴下の重ねばき、腹巻、湯たんぽやカイロを利用して体を温めます。特に首、手首、足首がポイント。太い動脈が流れているので、ここが冷えると全身が冷えてしまいます。夏場の薄着や冷房には特に注意しましょう。

2 食事は温かいものをとる

"冷たいものはとらない"のが鉄則です。過食も小食も体によくありません。いろいろな食品を適量、温めてとるように心がけます（具体的にはp.124、125）。

3 1日に30分歩く

運動で血行をよくし、筋肉をつけましょう。筋肉は脂肪を燃やして熱をつくります。体温の約3割は筋肉から生まれます。筋肉の2/3は下半身に集まっているので、日常的に歩いて下半身の筋肉を鍛えると、基礎体温が少しずつ上がります。まずは10分歩くことから始め、徐々に時間をのばしましょう。

4 リラックスタイムをとる

自律神経は交感神経と副交感神経が緊張と弛緩のバランスを保っています。交感神経が優位になる緊張した状態が続くと、血行が悪くなります。音楽を聴く、花をめでるなど、自分なりの小さなストレス解消法を見つけ、副交感神経にスイッチしましょう。

5 入浴は10分以上湯船につかる

シャワーでは体は芯まで温まりません。寝る前に10〜30分、肩まで湯

船につかって体を温めます。湯の温度は38～40℃。副交感神経が優位になって体がリラックスできる温度です。40℃をこえると交感神経が優位になり目が覚めてしまいます。肩が冷える半身浴より全身浴がおすすめです。

6 12時前に寝る

入浴や湯たんぽで体を温かくして、よい睡眠をとりましょう。成長ホルモンや、メラトニンという体を修復する分泌物質は、真夜中の睡眠中に働きます。遅くても夜12時までに寝て、体を休めます。

7 呼吸法と指もみで、血行をよくする

自律神経と呼吸は関係があります。いきなり空気が体に入る口呼吸よりも、鼻呼吸にします。緊張して体が冷えているときは、鼻から息を吸ってゆっくり吐くと、副交感神経が働いてリラックスします。また、手足の指先をもむだけでも、血行はよくなります（右図）。

8 鎮痛剤を慢性的に使わない・たばこはやめる

痛み止めの湿布薬や内服薬などで使われる消炎鎮痛剤は、血流を止めて痛みを緩和する薬。慢性的に使わないようにします。たばこは血のめぐりを悪くします。

カラダを温める 指もみ

指先は動脈と静脈の切り替えポイントです。ここの血行をよくすると、心臓にもどる血流も、心臓から出ていく血流もよくなって、全身の血行がよくなります。

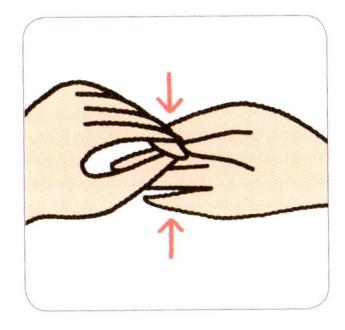

爪の両脇を指ではさみ、指の腹を親指で押さえながら、ほおずきをもむように指先をもむ。足の指先ももむとよい。

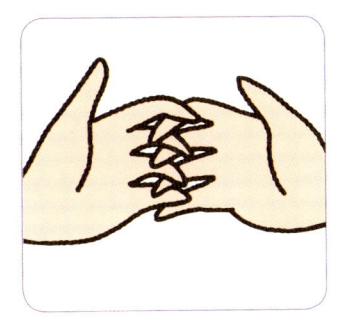

両手の第一関節を組み合わせ、指先を内側に入れたまま軽く手を閉じ合わせる。じっとしているだけで温まってくる。電車に乗ってじっとしているときでもできる。

カラダを温める食事の6ポイント

自分でコントロールしやすいのが食事です。冷えは必ず治るので、治す間だけは、食べ方を変える努力を

冷たい食べものをとると、健康な人は体温で温めて消化できますが、冷えている人はそういきません。冷えを改善しようと思うなら、とにかく温かいものをとって養生します。「これくらいなら」と気を許すとその分長引きます。冷たいものをとりがちな夏場は、特に要注意です。

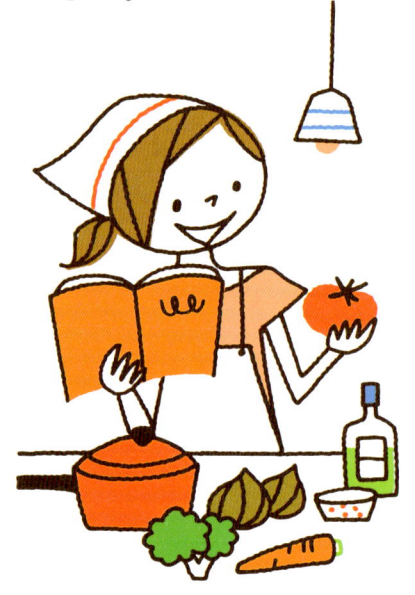

1 規則正しく、バランスよく食べる

食事は5時間以上の間隔をおき、寝る前には消化が終わるのが理想。炭水化物、たんぱく質、野菜などを偏らずにとりましょう。食事量は年齢によって変わることを自覚して腹八分に。かといって、小食では体が温まりません。

2 よく噛んで食べる

ゆっくり噛むと熱が生まれます。満腹中枢から「おなかがいっぱい」というシグナルが出るまでに時間がかかるので、ゆっくり食べると食べ過ぎも防げます。よく噛むことで唾液が出て消化がよくなり、免疫グロブリンという、免疫を強くするたんぱく質も分泌されます。

3 冷たいものはとらない

冷えを改善したいなら、冷たいものはとらないこと。アイスクリームなど冷たいものが口に入ると、とたんに交感神経のスイッチが入って腸の動きはピタリと止まります。腸の血流が減って、消化能力が落ちます。起きぬけに冷たい牛乳、昼間にアイスコーヒー、夜に冷えたビール。これでは体は冷えるばかりです。なお、アルコールは体を温めますが、とりすぎると体がむくみ、冷えの原因になります。お酒は「少飲

淡飲」、少ない量をうすくし、常温か熱燗で飲むのがおすすめです。

4 常温以上の温かいものを食べる

常温以上の食べものをとれば、体は熱を余分に使うことなく、消化にとりかかれます。野菜なら温野菜がおすすめです。生野菜なら冷蔵庫で冷やさないで、常温で食べるようにします。

5 体を温める食材を意識して食べる

食材は「体を温める食材」「冷やす食材」「中間」に分けられます（右参照）。偏りなくバランスよく食べることが大切。冷やす食材は、加熱したり、温める食材と組み合わせてとるようにすれば、だいじょうぶです。また、その季節にとれる旬の食材をとることも大切です。

6 料理に、しょうが、ねぎ、スパイスを使う

しょうが、にんにく、ねぎ、赤とうがらしには体を温める成分があります。シナモン、クローブ、こしょうなどのスパイス類、納豆、キムチ、みそ、しょうゆ、酒、紅茶、ウーロン茶などの発酵食品も体を温める食材。いずれも適度に、上手に料理にとり入れましょう。

カラダを温める食材 冷やす食材

古来からの中医学の陰陽説に基づく、大まかな分類

体を温める食材（代表例）

- 肉 （とり肉・赤身肉）
- 魚介 （特に北の地域でとれるもの・鮭・さば）
- 地下に成長する野菜
  （たまねぎ・にんにく）
- 赤や橙、黒など色が濃いもの
  （にんじん・かぼちゃ・黒砂糖）
- ドライフルーツや木の実など
  （くるみ・もも・さくらんぼ）
- 香辛料・調味料
  （しょうが・からし・シナモン・こしょう・酢・みそ）

体を冷やす食材（代表例）

- 地上に成長する野菜
  （レタス・はくさい）
- 夏野菜
  （きゅうり・トマト）
- 白っぽい、水っぽいもの
  （もやし・だいこん・とうふ）
- 南国のくだもの
  （キウイ・バナナ）
- 精製した甘味料や洋菓子
  （白砂糖・ケーキ）
- 乳製品 （牛乳・ヨーグルト）
- 精製した小麦製品
  （パン・スパゲティ）
- カフェインの強いもの
  （コーヒー・緑茶）

INDEX

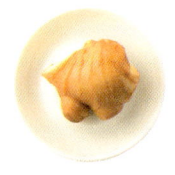

肉

■ とり肉
- 紅しょうが入り卵焼き（卵）……… 14
- とり南蛮そば ……………………… 15
- 照り焼きチキンベーグルサンド … 19
- 刻みしょうがとチキンのカレー … 24
- とりレバーのしょうが煮 ………… 50
- 韓流とりじゃが …………………… 53
- しょうがたっぷり油淋鶏 ………… 54
- 塩つくね（とりひき肉）………… 55
- かんたん薬膳スープ（手羽先）… 78
- 具だくさんはるさめスープ（とりひき肉）……………………………… 81

■ 豚肉
- 豚肉のしょうが焼き ……………… 12
- ワンタンのしょうが鍋（豚ひき肉）……………………………………… 20
- にらとしょうがのチヂミ（薄切り肉）……………………………………… 27
- 赤ワインの煮こみハンバーグ（合びき肉）……………………………… 32
- 黒ジャージャーめん（豚ひき肉）… 35
- 谷中しょうがの肉巻き …………… 40
- ヒレ肉のポットローストしょうが風味 ……………………………………… 46
- 豚肉のアップルジンジャーソテー ……………………………………… 47
- 豚のミニ角煮 ……………………… 51
- フレッシュ生春巻き（薄切り肉）… 66
- 豚しょうが焼きそば ……………… 77
- しょうがの豚汁 …………………… 80

■ 牛肉・ラム肉
- 牛肉とだいこんの和風だしカレー … 48
- しょうが牛丼 ……………………… 52
- 牛肉の時雨煮 ……………………… 90
- ラムソテーしょうがとワインのソース ……………………………………… 44

魚介

- あじ丼 ……………………………… 36
- いかと空芯菜のいためもの …… 62
- えびあんかけごはん …………… 11
- えびと夏野菜の焼きサラダ …… 58
- フレッシュ生春巻き（えび）…… 66
- かきのオイスターソース煮 …… 56
- かじきの辛味焼き ……………… 64
- かれいの生姜煮つけ …………… 61
- 桜えびのしょうがパスタ ……… 76
- 甘塩鮭の南蛮あえ ……………… 57
- さんまのピリ辛焼き …………… 16
- 生姜じゃこふりかけ …………… 88
- 白身魚のけんちん蒸し ………… 28
- 白身魚のココナッツ煮 ………… 60
- 白身魚と長いものホワイトグラタン ……………………………………… 67
- あったかぶりだいこん ………… 63

とうふ・大豆製品

- しょうが納豆 …………………… 14
- 白身魚のけんちん蒸し ………… 28
- 春キャベツと油揚げのみそ汁 … 30
- 栃尾揚げのねぎしょうが焼き … 70
- くずしどうふのピリリ ………… 71

野菜・くだもの

■ あ
- 春野菜のしょうがみそかけ（うど）……………………………………… 28
- 黒ジャージャーめん（枝豆）…… 35
- 温つゆそうめん（オクラ）……… 39

■ か
- かぶとしょうがのおかゆ ……… 18
- えびと夏野菜の焼きサラダ（かぼちゃ）……………………………… 58
- さんまのピリ辛焼き（きのこ）… 16
- 生姜の佃煮（きのこ）…………… 84
- 自家製生姜なめたけ（きのこ）… 86
- 豚肉のしょうが焼き（キャベツ）……………………………………… 12
- 春キャベツと油揚げのみそ汁 … 30
- なすときゅうりの香味漬け …… 34
- いかと空芯菜のいためもの …… 62
- しょうが牛丼（ごぼう）………… 52
- しょうが天（ごぼう）…………… 72
- しょうがの豚汁（ごぼう）……… 80
- 生姜きんぴら（ごぼう）………… 90

■ さ
- しょうが天（さつまいも）……… 72
- しょうが黒糖蒸しパン（さつまいも）……………………………… 112
- さつまいもの黒糖しょうがジャムがけ ……………………………… 113
- しょうがの豚汁（さといも）…… 80
- コリコリ野菜のしょうがあえ（さやいんげん）…………………………… 69
- 桜えびのしょうがパスタ（さやえんどう）…………………………… 76
- あじ丼（しその葉）……………… 36
- 韓流とりじゃが ………………… 53

■ た
- 牛肉とだいこんの和風だしカレー ……………………………………… 48
- あったかぶりだいこん ………… 63
- あったか生姜おろしもち（だいこん）……………………………… 73
- 刻みしょうがとチキンのカレー（たまねぎ）……………………… 24
- 赤ワインの煮こみハンバーグ（たまねぎ）……………………… 32
- 黒ジャージャーめん（トマト）… 35
- えびと夏野菜の焼きサラダ（トマト）……………………………… 58

■ な
- 白身魚と長いものホワイトグラタン ……………………………… 67
- なすときゅうりの香味漬け …… 34
- 温つゆそうめん（なす）………… 39
- なすの煮びたし ………………… 68
- 春野菜のしょうがみそかけ（菜の花）……………………………… 28

ワンタンのしょうが鍋（にら）……20
にらとしょうがのチヂミ………27
韓流とりじゃが（にら）………53
具だくさんはるさめスープ（にら）
　………………………………81
コリコリ野菜のしょうがあえ（にんじん）……………………69
甘塩鮭の南蛮あえ（ねぎ）……57
白身魚と長いものホワイトグラタン（ねぎ）………………67
栃尾揚げのねぎしょうが焼き…70
かんたん薬膳スープ（ねぎ）…78

■は
ワンタンのしょうが鍋（白菜）…20
かんたん薬膳スープ（白菜）…78
バナナのしょうがソテー………26
温野菜のしょうがドレッシング（ブロッコリー）……………22

■ま・ら・わ
白身魚のけんちん蒸し（みつば）
　………………………………28
かれいの生姜煮つけ（みつば）
　………………………………61
刻みしょうがとチキンのカレー（りんご）……………………24
豚肉のアップルジンジャーソテー（りんご）………………47
りんご入りしょうが寒天………114
さんまのピリ辛焼き（れんこん）
　………………………………16
温野菜のしょうがドレッシング（れんこん）…………………22
白身魚のココナッツ煮（れんこん）
　………………………………60
かじきの辛味焼き（わけぎ）…64

ごはん・パン・めん・スープ

えびあんかけごはん……………11
かぶとしょうがのおかゆ………18
刻みしょうがとチキンのカレー…24
しょうがごはんのおにぎり……31
あじ丼……………………………36
牛肉とだいこんの和風だしカレー
　………………………………48

しょうが牛丼……………………52
あったか生姜おろしもち………73
しょうがごはん…………………74
はちみつしょうがトースト……10
照り焼きチキンベーグルサンド…19
黒糖しょうがフレンチトースト…38
とり南蛮そば……………………15
釜玉うどん………………………23
黒ジャージャーめん……………35
温つゆそうめん…………………39
桜えびのしょうがパスタ………76
豚しょうが焼きそば……………77
春キャベツと油揚げのみそ汁…30
コンソメしょうが風味…………32
かんたん薬膳スープ……………78
しょうがの豚汁…………………80
具だくさんはるさめスープ……81

しょうがの加工品

しょうがのはちみつ漬け………10
しょうがの酢じょうゆ漬け……20
しょうがみそ……………………28
しょうがたっぷりねぎだれ……54
しょうがの黒酢漬け……………55
生姜の佃煮………………………84
自家製生姜なめたけ……………86
生姜じゃこふりかけ……………88
生姜おかかふりかけ……………88
生姜きんぴら……………………90
牛肉の時雨煮……………………90
しょうがの甘酢漬け……………92
しょうがの赤梅酢漬け…………93
しょうがラー油…………………94
ドライしょうが…………………100

飲みもの・ジャム・おやつ

しょうがのくず湯………………22
甘酒しょうが……………………36
ジンジャーチャイ………………96
しょうがココア…………………97
ジンジャーワイン………………98

しょうが焼酎……………………99
ドライしょうが（紅茶）………100
ジンジャーシロップ……………102
スパイシーくず湯………………103
しょうが紅茶……………………111
しょうがジャム…………………104
黒糖しょうがジャム……………104
しょうがのコンフィチュール…104
ジンジャーパウンドケーキ……106
ジンジャークッキー……………108
黒糖しょうがのソフトクッキー…110
しょうが黒糖蒸しパン…………112
さつまいもの黒糖しょうがジャムがけ……………………113
りんご入りしょうが寒天………114
しょうがプリン…………………116
豆腐花（トウファ）……………117
黒糖しょうがのかたくり粉もち…118
しょうが糖………………………119

しょうが料理以外のレシピ

きのこスクランブルエッグ……10
長いもの甘酢あえ………………12
なめことうふのみそ汁…………12
さつまいもの甘煮………………15
ぜんまいとにんじんのナムル…16
にらとわかめのスープ…………16
ねぎ入りいり卵…………………18
野菜のミルクスープ……………19
はるさめサラダ…………………20
はりはり漬け……………………23
白菜とりんごのサラダ…………24
セロリとたまねぎのスープ……26
もち入りキムチスープ…………27
桜ごはん…………………………28
温泉卵……………………………30
新にんじんのサラダ……………32
ししとうとしらすの卵とじ……34
いんげんとがんもの煮もの……36
焼き野菜とウィンナーソーセージ
　………………………………38
ささみの梅肉あえ………………39
モロヘイヤスープ………………40
かぼちゃと豆のサラダ…………40

ベターホーム協会

1963年発足。「心豊かな質の高い暮らし」を目指し、日本の家庭料理や暮らしの知恵を、生活者の視点から伝えています。活動の中心である「ベターホームのお料理教室」は全国18か所で開催。毎日の食事づくりに役立つ調理技術とともに、健康に暮らすための知識、環境に配慮した知恵などをわかりやすく教えています。

料理研究 ◆ ベターホーム協会（新保千春　浜村ゆみ子）
撮影 ◆ 鈴木正美
スタイリング ◆ 青野康子
ブックデザイン ◆ こやまたかこ＋CGS木村美里
イラスト ◆ Igloo*dining*
校正 ◆ ペーパーハウス

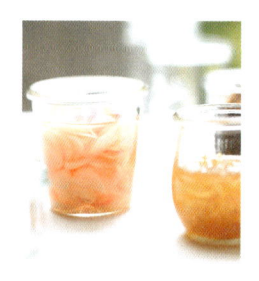

しょうがLife
カラダを温めるしょうがrecipe

初版発行　2010年10月1日

編集 ◆ ベターホーム協会
発行 ◆ ベターホーム出版局
〒150-8363　東京都渋谷区渋谷1-15-12
［編集］Tel.03-3407-0471　［出版営業］Tel.03-3407-4871
http://www.betterhome.jp

ISBN978-4-904544-13-6
乱丁・落丁はお取り替えします。本書の無断転載を禁じます。
©The Better Home Association,2010,Printed in Japan